青少年急救常识

■ 祝益民 主审

■ 宋桂林 陈 芳 主编

QINGSHAONIAN
JIJIU CHANGSHI

CTS K 湖南科学技术出版社·长沙

编委会

致谢：

急救知识的科普任重道远，在临床工作之余编写《青少年急救常识》此书实为不易，当中离不开长沙市第四医院各位领导的支持及急诊急救中心各位同仁的积极配合和鼎力相助。在此书付梓之际，由衷感谢长沙市第四医院急诊急救中心所有医护人员的付出与努力，为该书的顺利完成奠定了坚实的基础。

感谢为本书编写、出版做出的贡献的医务人员。

前　言

　　随着社会经济的发展，互联网成为大家了解世界和获取知识的主要途径，在改变人们生活的同时，医学知识触手可及。无论是病人还是普通大众，都期望了解一定的健康常识，但由于医学知识的专业性，又很难充分掌握其中要领，难以有效发挥防病治病、自我急救、科学就医的指导作用，甚至有可能弄巧成拙。尤其是在急诊急救领域，掌握正确的急救技能需要规范的培训。急救无处不在，并不仅仅是"120"急救中心和医院急诊科的事情，包括在现场的所有人都应该成为掌握一定急救技能的"第一目击者"，形成人人学急救、急救为人人的良好社会氛围。若没有人掌握基本急救技能，没有人在第一时间施救，有可能使得突发疾病的人失去最佳抢救时机。因此，让医学科普走向社会是我们医务工作者的社会责任，急救任重而道远。

　　青少年是一个国家的未来和希望，但这一群体意外伤害较多，保护青少年身体健康和生命安全非常重要。学习急救知识，对常见急诊和相关疾病有一定认识，可以让青少年了解如何避免危险、遇到突发事件如何自我救护，同时在保证自身安全前提下救助他人，对社会有积极的影响。2019年7月，健康中国行动推进委员会发布《健康中国行动（2019—2030年）》，提出在全国范围内开展健康知识普及行动，倡导居民要学会基本的急救知识和技能。2021年5月，教育部办公厅、中国红十字会总会办公室发布的《关于进一步推进学校应急救护工作的通知》中明确提到，要扎实推进学生应急救护知识技能普及行动。小学阶段，重点开展安全教育和应急避险知识科普宣教，树立敬畏生命、关爱他人理念。中学阶段，掌握基本应急救护知识技能，培养自救互救和自我保护能力。大学阶段，普及应急救护、防灾避险知识技能，倡导救护志愿服务。湖南省人大常委会于2020年在国内率先颁布了《湖南省现场救护条例》，为急救技能普及提供了法律保障。

鉴于此，长沙市第四医院急诊急救团队组织专家团队编写了《青少年急救常识》，希望能在广大青少年中埋下急救的种子，能使新一代青少年在危急时刻积极参与现场救护，挽救更多的生命。本书篇幅简短精练，急救方法逻辑清晰，图文并茂，实用性强，便于青少年快速理解并掌握常用急救知识与技能。期望有更多的青少年通过本书的学习，不仅学习到急救知识，同时增强对社会的责任感，成为有用之人，为社会发展做出重要贡献！

目 录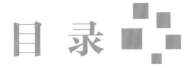

第四章 常见外伤急救 / 023

第五章 常见急症的急救 / 039

第六章 青少年容易忽视的疾病 / 058

突发事件的自救 / 109

如何正确呼叫"120"/ 121

参考文献 / 124

第一章 概 论

第一节 《湖南省现场救护条例》相关内容

《湖南省现场救护条例》所称的现场救护，是指在医疗区以外发生心脑血管疾病等急危重症或者交通事故、溺水、中毒等意外伤害情况时，在医疗急救机构救护前，现场目击者呼叫医疗急救机构、自愿对患者实施基础性急救或者将患者送往医疗卫生机构救治的行为。本条例于2020年7月30日湖南省第十三届人大常务委员会第十九次会议通过，自2020年11月1日起实施。

条例赋予我们的义务：

第九条 现场救护基本知识与技能培训主要包括以下基础性急救内容：

（一）呼吸心跳骤停的识别、胸外按压和人工呼吸等心肺复苏术；

（二）自动体外除颤仪等急救设备的使用；

（三）气道异物梗阻解除；

（四）创伤止血、包扎，骨折固定；

（五）搬运、护送患者；

（六）中毒的识别、处置和防护；

（七）其他相关知识和技能。

条例赋予我们的权利：

第十六条 救助人的现场救护行为受法律保护。

　　因自愿实施紧急救助行为造成受助人损害的，救助人不承担民事责任。救助人因现场救护产生的交通费、误工费和其他财产损失由保险公司依合同理赔或者由侵权责任人依法赔偿，受助人可以给予适当补偿。

　　受助人及其近亲属，不得捏造事实、诬告陷害救助人或者采取非法手段干扰救助人正常生活。

　　救助人因现场救护导致的纠纷和诉讼，申请法律援助的，法律援助机构应当为其提供无偿的法律服务。

第二节　人体器官系统

　　人体由九大系统组成，即运动系统、消化系统、呼吸系统、泌尿系统、生殖系统、脉管系统、神经系统、内分泌系统和感觉器。每个系统各司其职，又紧密相连，对维持人体正常功能起着重要作用。

一　运动系统

　　运动系统由骨、关节和骨骼肌组成。骨与关节相连形成骨骼，构成坚韧的骨支架，支持人体质量，赋予人体基本形态。

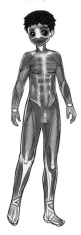

二 消化系统

消化系统包括消化管和消化腺两部分。

1. 消化管包括口腔、咽、食管、胃、小肠和大肠等部分。

2. 消化腺主要有大唾液腺、舌腺、食管腺、胃腺、肝脏、胰腺、肠腺等。

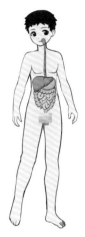

三 呼吸系统

呼吸系统由呼吸道和肺组成。通常称鼻、咽、喉为上呼吸道，气管和各级支气管合称为下呼吸道。肺由肺实质和肺间质组成。

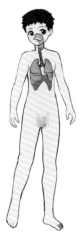

四 泌尿系统

泌尿系统由肾脏、输尿管、膀胱及尿道组成。其主要功能是排出机体新陈代谢过程中产生的废物和多余的水，保持机体内环境的平衡和稳定。

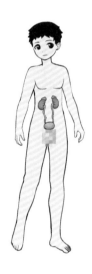

五 生殖系统

生殖系统的器官，男、女有别，均包括内生殖器和外生殖器两部分。内生殖器由性腺（又称生殖腺）、生殖管道和附属腺组成，外生殖器是指位于腹腔外的生殖器部分。

六 脉管系统

脉管系统是分布于全身各部的连续封闭管道系统，包括心血管系统和淋巴系统。心血管系统由心、动脉、毛细血管和静脉组成，血液在其中流动循环。淋巴系统包括淋巴管道、淋巴器官和淋巴组织。淋巴液沿淋巴管道向心流动，最终汇入静脉，因此淋巴管道也视为静脉的辅助管道。

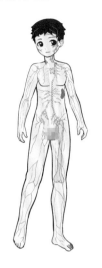
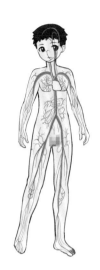

七 神经系统

　　神经系统由脑、脊髓以及附于脑脊髓的周围神经组织组成；分为中枢神经系统和周围神经系统。中枢神经系统包括脑和脊髓，周围神经系统包括脑神经、脊神经。

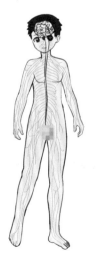

八 内分泌系统

内分泌系统是由内分泌腺和分布于各组织的激素分泌细胞以及它们所分泌的激素组成。内分泌腺包括垂体、甲状腺、甲状旁腺、肾上腺、松果体、胸腺和生殖腺等。

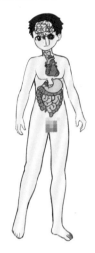

九 感觉器

感觉器是机体感受环境刺激的装置，是感受器及其附属结构的总称。感受器是机体产生感觉的媒介器官，是机体认识世界和探索世界的基础。感觉器官包括眼、耳、舌、鼻和皮肤等。

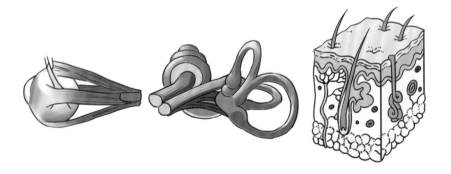

第三节　基本生命体征

生命体征是评价生命活动存在与否及其质量的指标，包括体温、脉搏、呼吸、血压及血氧饱和度。掌握其判断方法，才能及时发现疾病，从而采取有针对性的急救措施。

一　体温

生理情况下，体温会有一定的波动。清晨体温略低，下午略高，24小时内波动幅度一般不超过1℃；运动或进食后体温略高；老年人体温略低；月经期前或妊娠期妇女体温略高。

体温测量及正常范围

目前常用的体温计包括水银体温计、电子体温计、红外线体温计。常用体温测量方法：腋测法、口测法、肛测法、红外线测温仪测量法。

肛门测温

腋下测温

口腔测温

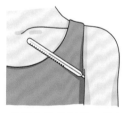

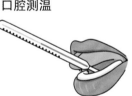

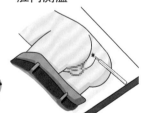

放置在腋窝深处，并上肢夹紧10分钟后读数。

将温度计头端放到被测者舌下（尽量靠后位置）紧闭嘴唇，5分钟后读数。

被测者应侧卧，将体温计头端涂上润滑剂后慢慢插入肛门达到要求的长度，5分钟后读数。

以腋测法为例：

分级	温度
低热	37.3~38℃
中度热	38.1~39℃
高热	39.1~41℃
超高热	41℃以上

注意：人体正常体温在36.2~37.2℃。

体温升高多见于流感、中毒、炎症、外伤感染等疾病。

体温低于正常（36℃以下）多见于休克、大出血、创伤、低温综合征等。

二 脉搏

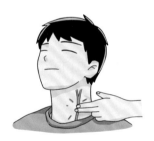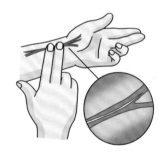

通常通过触摸桡动脉、颈动脉及股动脉搏动来判断脉搏。正常脉搏次数与心搏一致，婴幼儿为130～150次/min，儿童为110～120次/min，成人为60～100次/min。

脉搏增快（脉搏＞100次/min）：正常成人见于情绪激动、紧张、剧烈运动、酒后等。疾病见于发热、贫血、甲状腺功能亢进症等。

脉搏减慢（脉搏＜60次/min）：常见于心律失常、颅内压增高等。

脉搏消失（不能触到脉搏）：多见于心搏骤停。

三 呼吸

正常成人静息状态下，呼吸为12～20次/min，呼吸与脉搏之比为1:4。

呼吸过速（呼吸频率＞20次/min）：常见于发热、疼痛、贫血、甲状腺功能亢进症及心力衰竭等。一般体温升高1℃，呼吸大约增加4次/min。

呼吸过缓（呼吸频率＜12次/min）：常见于颅内压增高、麻醉剂或镇静剂（如助眠药）使用过量等。

四 血压

一般选用上臂肱动脉为测量处。被测量者取坐位，暴露并伸直手臂，掌心向上。放平血压计后打开，使被测量者心脏的位置与被测量的动脉在同一水平线上。放尽袖带内的气体，将袖带缚于上臂中下1/3处，不要过紧或过松。

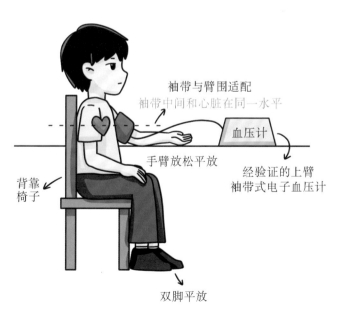

袖带与臂围适配
袖带中间和心脏在同一水平

血压计

手臂放松平放

经验证的上臂
袖带式电子血压计

背靠
椅子

双脚平放

1. 正常成人收缩压为90～140 mmHg（12.0～18.7 kPa），舒张压为60～90 mmHg（8.0～12.0 kPa）。

2. 高血压：指在安静、清醒和未使用降压药的条件下测量血压，至少3次非同日血压值达到或超过收缩压140 mmHg（18.7 kPa）和（或）舒张压90 mmHg（12. kPa）。常见于精神紧张、高血压等。

3. 低血压：指血压低于90/60 mmHg（12.0/8.0 kPa），多见于休克、心肌梗死、严重脱水等。

五 血氧饱和度

血氧饱和度是指氧含量与氧容量的比值，反映血液中氧气的含量，是人体功能正常运作的重要指标。

血氧饱和度分级的标准：
- 95%～100%为正常区间
- 90%～94%为轻度低氧血症
- 80%～89%为中度低氧血症
- <80%为重度低氧血症

注：以上为在海平面高度，呼吸空气时所测得。

第二章 心搏骤停的急救与AED使用

第一节 心脏的基本结构和功能

心脏是人体重要器官之一，是循环系统中的动力，通过心脏不停地跳动，将血液、氧气及营养物质运输到全身各处。

正常人的心脏位于胸骨后侧偏左下方的位置，相当于每个成年人自己的拳头大小，大约重250 g。心脏分为四个腔，分别为左心房、右心房、左心室、右心室。血液在心泵的作用下循一定的方向在心脏和血管系统中周而复始地流动，包括体循环和肺循环，并相互连接，构成完整的循环系统。

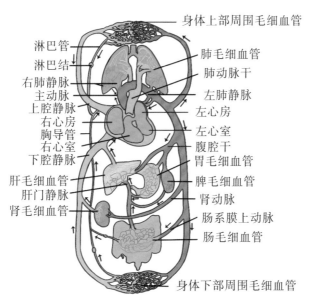

第二节　心搏骤停

心搏骤停是指心脏射血功能的突然终止，大动脉搏动与心音消失，重要器官如脑严重缺血、缺氧，导致生命终止。这种出乎意料的突然死亡，医学上又称猝死。

心搏骤停三联征：突然意识丧失、大动脉搏动消失、呼吸停止或叹息样呼吸。

心搏骤停的严重后果以秒计算

18秒——脑缺氧
30秒——出现昏迷
60秒——脑细胞开始死亡
4～6分钟——出现不可逆性脑损伤

40%的病人死于病发后15分钟
抢救时间早1分钟，成功率将上升10%

开始抢救时间<4分钟	开始抢救时间4～6分钟	开始抢救时间>6分钟	开始抢救时间>10分钟
心肺复苏成功率	心肺复苏成功率	心肺复苏成功率	心肺复苏成功率几乎为0

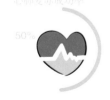 50%
 10%
 4%

 0%

第三节　成人心肺复苏

心肺复苏（cardiopulmonary resuscitation，CPR）是专门针对心搏骤停的抢救技术。通过徒手进行胸外心脏按压和人工呼吸，保证大脑和心脏的血流，挽救病人的生命。

院外心搏骤停抢救生命的绿色通道"生存链"：

启动应急反应系统—实施心肺复苏—使用自动体外除颤器（automatic electrical defibrillator，AED）除颤—医疗监护转运—自主循环恢复后治疗—康复治疗。

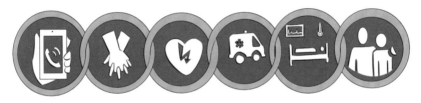

急救流程：

1. 评估环境安全：判断现场环境是否安全，如果不安全，把病人移至安全环境。

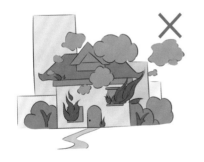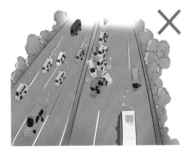

2. 判断病人意识情况：拍打病人双肩，在其耳边大声呼唤"喂！你怎么啦？"

判断时间为5～10秒。

3. 如无反应，立即呼唤"快来人啊，救命啊"，请周边人员拨打"120"，获取 AED。

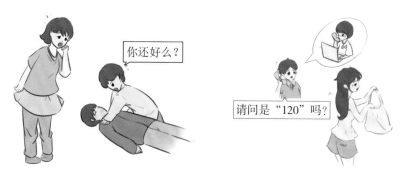

4. 判断病人脉搏及呼吸情况：于气管正中旁开 2～3 cm，胸锁乳突肌内侧缘凹陷处判断病人颈动脉搏动，同时注视病人胸廓起伏，感受病人是否有呼吸或无效喘息。

注意：10 秒内没有触及大动脉搏动、呼吸消失或者叹气样呼吸，立即开始 CPR。

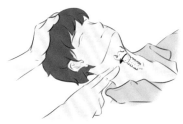

5. 摆放体位：将病人仰面置于硬平地面或硬板床，暴露胸部。解开病人衣领、领带以及裤带（翻转病人时需注意保护其颈部）。

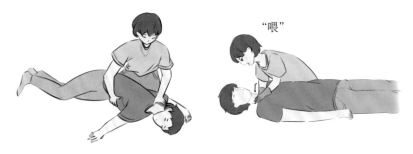

通常情况下心肺复苏顺序为CAB，即：胸外心脏按压（circulation）—开放气道（airway）—人工呼吸（breathing）。

6. 立即进行胸外心脏按压（C，circulation）：高质量胸外心脏按压是心肺复苏的关键。将一只手掌根紧贴病人两乳头连线中点与胸骨正中线交界处，双手十指交扣，掌根重叠，掌心翘起，手臂伸直，垂直向下用力作用于胸骨，用力并快速按压。确保按压深度为5～6 cm，按压频率100～120次/min，按压/回弹时间为1:1，按压/通气为30:2，使胸廓完全回弹，尽量减少胸外按压过程中断。

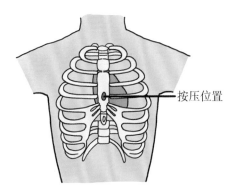

按压位置

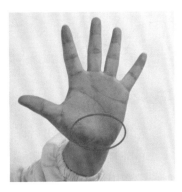

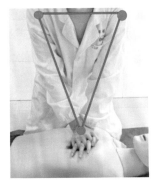

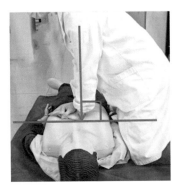

7. 开放气道（A，airway）：使头偏向一侧，检查病人口腔有无异物或活动性义齿，如有异物或义齿将其取出，仰头抬颏法开放气道，使病人下颌角及耳垂的连线与水平面垂直。对于颈椎外伤病人，可

采用双手托颌法开放气道。

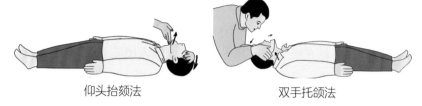

仰头抬颌法 　　　　　　　　双手托颌法

8. 人工呼吸（B，breathing）：施救者平静呼吸，用嘴罩住病人的嘴，手指捏住病人的鼻翼，吹气2次，每次约1秒，观察胸廓起伏。

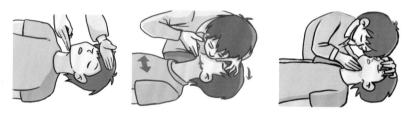

连续5个循环CAB后评估复苏效果。

心肺复苏成功的标准：①能摸到大动脉搏动；②自主呼吸恢复；③意识好转；④面色、口唇、甲床由青紫转为红润；⑤瞳孔由大变小，对光反射出现。

9. 当可以立即取得 AED 时，对于有目击人的成人心搏骤停，应尽快使用除颤器，每次电击后立即实施5个循环CPR后再次评估复苏效果。AED具体操作方法见第四节。

第四节　AED使用方法

自动体外除颤器（AED）是一种在公共场所配置，用于公众急救的医疗器械，具有便携、易于操作等特点，可以及时消除心室颤动等致死性心律失常，常被称为"救命神器"。AED操作简单，经过培训的非专业人员也可根据语音提示完成操作。

AED可以自动释放除颤能量，不需要操作者按键。AED的使用全过程都遵循语音与屏幕提示，"听它说，跟它做！"

AED基本操作步骤只有两步：开启设备、贴除颤电极片。

第一步，开启设备：打开电源开关，状态指示灯显示设备正常时才可以使用。

第二步，粘贴电极片：解开病人上衣，检查除颤电极片，根据语音提示贴好除颤电极片。

注意：如果病人胸部有水，需擦干水分；如有首饰等金属物品也需取下。

除颤电极片位置：一张贴于病人胸骨右缘、锁骨下方，另一张贴于病人左腋前线第五肋间处（左乳头外侧）。

当电极片粘贴好后，AED便开始自动分析病人心律。

注意：确保周围无人接触病人！当屏幕提示病人现为可除颤心律，AED就会自动放电开始进行除颤。若AED提示不需要电除颤，则继续心肺复苏。

除颤结束后立即再次行心肺复苏，待5个循环（5组30:2）结束后AED再次自动分析心律，遵循AED的语音提示操作，直到病人恢复心律和自主呼吸，或专业急救人员到达现场。

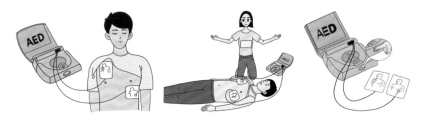

第三章 气道异物梗阻的急救

第一节 气道异物梗阻

气道异物梗阻是指某些外入性异物或分泌物堵塞在呼吸道内，导致空气无法进入肺部进行换气通气，因而影响到正常呼吸，严重者数分钟内可导致死亡

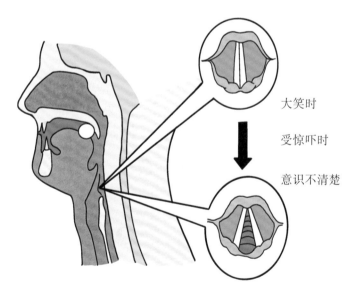

大笑时

受惊吓时

意识不清楚

如进食过快、过猛，或进食时说笑、抛食花生米等食物，以及醉酒等情况下，容易发生气道异物阻塞。常见的呼吸道异物有糖果、话梅、花生米、药片、西瓜子以及纽扣等。

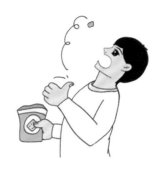

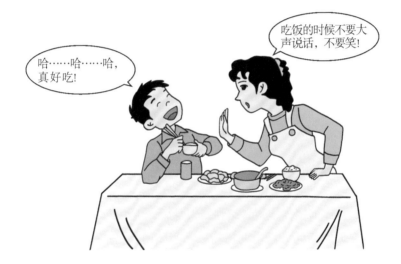

临床表现：突然地剧烈呛咳、反射性呕吐、声音嘶哑、发绀、常常不由自主地一手呈"V"字状紧贴于颈前喉部。

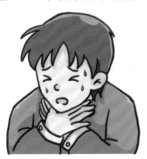

第二节　海姆立克法

海姆立克法的急救原理是利用突发冲击腹部的压力，使腹压升高，膈肌抬高，胸腔压力瞬间增高后，迫使肺内空气排出，形成人工咳嗽，使呼吸道内的异物上移或驱出。

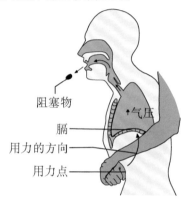

阻塞物
↑气压
膈
用力的方向
用力点

一　立位腹部冲击法（适用于清醒者）

病人身体前倾，施救者站到病人身后，用手臂环绕病人的腹部，一手握拳放置于病人脐上两横指，掌心朝内，另一手包住拳头，通过向前和向上急剧地拉动双臂来提供稳固的向内和向上推力，快速向上反复冲击压迫腹部，直至异物排出。

剪刀

➤ 脐上两横指

石头

➤ 一手握拳，拳心朝内

布

➤ 另一手掌紧握"握拳"的手

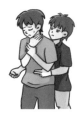 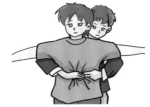 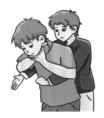

二　胸部冲击法（适用于肥胖者）

　　病人过度肥胖，救助者双臂无法环抱病人腰部，可冲击胸部代替冲击腹部。救助者站在病人身后，从腋下用手臂环绕病人的胸部，握紧一只拳头，放在病人胸骨中线，避开剑突和肋骨下缘，用另一只手抓住拳头，通过将双臂向后猛拉，发出有力的向内推力，快速重复操作，直至异物排出。

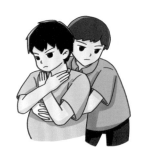

三　自救腹部冲击

　　借助桌边、椅背和栏杆等坚硬物促进异物排出；将上腹部压在坚硬物上，连续向内、向上冲击，重复数次，直至异物排出。

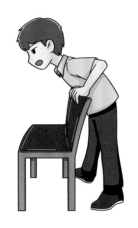

四 卧位腹部冲击（适用于昏迷者）

病人取仰卧位，抢救者骑跨在病人髋部两侧，一手掌根置于病人腹部正中、脐上两横指，另一手直接放在第一只手背上，两手掌根重叠，快速向内、向上冲击，直至异物排出。

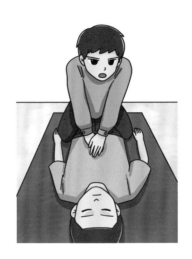

气道异物梗阻注意事项：

1. 尽早、尽快识别气道异物梗阻的表现，迅速做出判断。

2. 实施腹部冲击，定位要准确，不要把手放在胸骨剑突上或肋缘下。

3. 使用腹部冲击法后要检查有无危及生命的并发症，如胃内容物反流造成误吸、腹部或胸腔脏器破裂。

4. 预防气道异物梗阻的发生，如将食物切成小条，缓慢完全咀嚼，口含食物时不要跑步或玩耍等。

第四章　常见外伤急救

　　身体受到外力的撞击，易导致体表或者体内组织受损而引起出血、骨折等创伤，此时应积极进行现场外伤急救，治疗流程为伤口止血、包扎、固定及安全转运，必要时经"120"转运至医院进一步诊治。

　　外伤的种类有割伤、切伤、刺伤、擦伤、裂伤、挫伤及瘀伤等。

　　开放性创伤有伤口和出血表现，细菌会从伤口处入侵人体，导致感染，暴露时间越长，感染概率越高。

　　闭合创伤表面没有伤口，感染概率较低，但存在内在损伤风险，如腹腔内出血、骨折等，失血量评估困难，故相对危险性更高。

第一节　头面部外伤

　　头面部外伤主要原因为摔倒、锐物划伤、车祸等，由于头面部外伤的愈合对于外貌美观有一定要求，因此对于伤口处理的要求相对较高，就诊后需对颅脑损伤及其他部位损伤进行判断后进一步处置。

一 止血

指压止血法

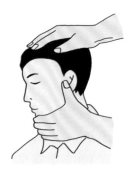

头顶部及额部出血
压迫耳屏前上方1.5 cm处颞浅动脉搏动点。

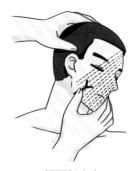

颜面部出血
压迫下颌角前上方1.5 cm处面动脉。

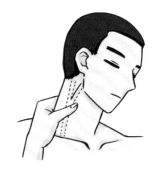

头颈部出血
压迫气管与胸锁乳突肌之间颈动脉搏动点，不推荐使用此方法止血，存在脑部供血不足、压迫气管等风险。

二 包扎法

头面部伤口现场处置可寻找干净布料、纱布等覆盖创面，封闭伤口，防止进一步污染，再予以伤口包扎固定，以起到保护创面及初步止血的效果。

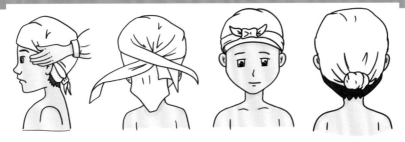

头部帽式包扎法

　　寻一块三角形布料，将底边折叠约二指宽，从后向前盖住头顶，底边的中点置于前额中心，然后将两边经两侧拉至后枕部压住顶角扎紧，再从对侧绕到前额打结，最后将顶角向上反折嵌入底边固定。

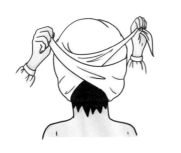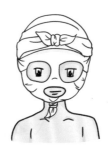

头部面具式包扎法

　　寻一块三角形布料，顶角打结置于颌下罩住面部，拉紧两角上提向后，交叉压住底边，再绕到前额打结，眼、鼻、口处各开小孔。

三　注意事项

　　头部外伤患者，需警惕颅内出血及颈椎损伤风险，若有神志变化、颈部疼痛等表现，需在安全前提下保持平卧，保护并固定颈椎，等待专业"120"急救人员协助转运。

第二节　胸部外伤

胸部外伤常为直接暴力撞击胸部，造成胸部开放伤和闭合伤，其中以发生肋骨骨折、气胸和血胸多见。心脏区有外伤时，有心包出血、心脏压塞风险。同时，胸部外伤易合并腹腔脏器损伤，严重者危及生命，故应紧急处理后，及时送医院诊治。

一　止血

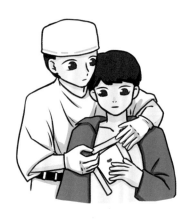

胸部伤口出血，可寻找干净布块或纱布覆盖创面，绷带包扎止血，对于胸部开放伤要立即包扎封闭（不要用敷料填塞胸腔伤口，以防滑入）。

二　包扎及固定

胸部外伤时，最危险的是呼吸时伤口有响声（即开放性气胸）。此时应立即寻找无菌敷料如凡士林纱布、纱布、棉垫或清洁器材如塑料袋、衣物、碗杯等密封伤口，再用胶布固定，不让空气通过，考虑存在肋骨骨折时，可寻找胸部固定带或绷带固定胸廓，等待救援。

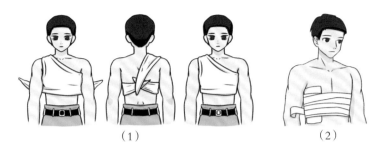

（1）　　　　　　　　　　　　　　　（2）

（1）将三角巾放在胸前，顶角经肩部绕向后，另两角各从左右横绕向后，三角在背部打结。若包扎背部，则反之。

（2）胸部绷带环形包扎法解释：首先用纱布或者干净的敷料覆盖伤口，将绷带作环形重叠缠绕。第一圈环绕稍作斜状，预留打结线头；第二、三圈作环形，并将第一圈之斜出的绷带头压于环形圈内，根据伤口具体大小决定包扎圈数，最后和预留的绷带头打结固定。

三 转运

胸部伤转运时注意避免胸廓挤压二次损伤，在"120"急救人员指导下送医院急救。

第三节　腹部外伤

腹部创伤是常见的外科急症，主要由各种原因造成的腹壁损伤或腹腔内脏器损伤，其发生率为0.4%～1.8%，常伴有内脏损伤、空腔脏器破裂等。通常可表现为恶心、呕吐、腹痛、按压痛、触觉僵硬、腹部青肿、过度失血等症状。

若急救时间或路程较长，伤者可能出现极度的饥饿或口渴，但不要让其进食或喝水，应立即呼叫救护车，在等待救护车的同时要时刻观察伤者的呼吸脉搏状况，直到"120"急救人员到达为止。

如果外伤导致伤者的内脏器官脱出腹壁外，切不可将其内推送回腹腔，这样可能导致感染等更严重的并发症；此时让其屈膝平躺，并用潮湿、无菌的敷料覆盖器官，主要起到无菌、不粘连器官的作用。也可使用干净的湿毛巾，但切记不能使用干燥的毛巾或纸产品，否则会粘住器官或变成纸浆，进而导致严重的并发症。

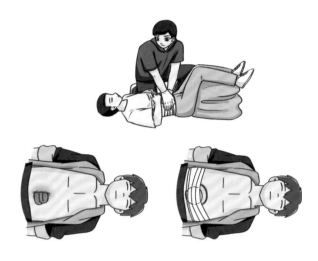

第四节　脊柱外伤

脊柱发生损伤之后，处理不当，将有瘫痪或死亡风险；同时伤者的搬运不当，也可能导致脊柱脊髓的损伤加重。

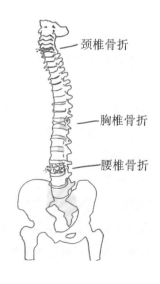

颈椎骨折

胸椎骨折

腰椎骨折

脊柱损伤主要表现为损伤部位疼痛、畸形、活动障碍等，严重者有截瘫表现。

　　急救方法：

　　保证现场安全，判断损伤：脊柱损伤急性处理的重要措施包括及早发现伤害、立即进行现场固定、防止二次损害。保证现场环境安全，及时拨打急救电话"120"。

　　合理运用现场合适的物品急救：先用双手固定头部，后寻找物品固定颈部，如用沙袋或多层厚毛巾卷置于头部两侧固定颈部。

　　正确解救：对伤势重或伤情复杂难以判断的情况，最好就地平躺，不要搬动，等待急救人员到来。

　　明确脊柱损伤的伤者不能随便搬动其头颈部和腰部，禁止屈伸、转动、搓揉其身体。搬运时，在"120"急救医师指导下行轴线平托转运。

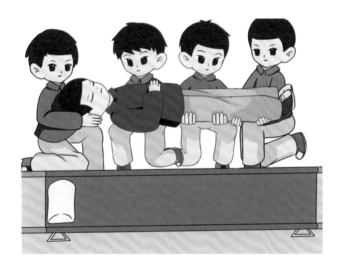

第五节　四肢外伤

四肢外伤表现多样，对于不同伤口及伤情有不同的处理方法，但仍需遵循止血、包扎、固定后转运的处理原则。

一　止血

压迫止血法：

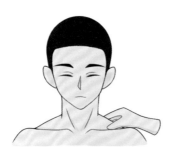

肩部止血
压迫锁骨上窝中部锁骨上
动脉搏动点处。

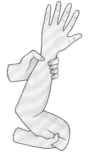

前臂止血
压迫肱二头肌内侧缘中点处
肱动脉搏动点处。

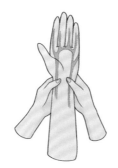

手部止血
压迫腕横纹下一横指两侧
动脉搏动点处。

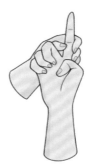

手指止血
压迫手指根部两侧。

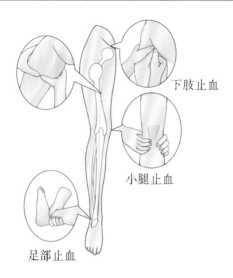

下肢止血

小腿止血

足部止血

下肢止血：压迫腹股沟中点偏内侧下方约 1.5 cm 股动脉搏动点处。
小腿止血：压迫腘窝中部动脉搏动点处。
足部止血：压迫足背中部近踝关节处或足跟内侧与内踝之间的动脉搏动点处。

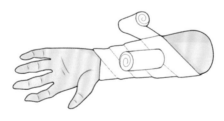

加压包扎止血

　　适用于静脉出血、毛细血管出血等情况。其选用消毒纱布或干净的毛巾、布块折叠成比伤口稍大的"布垫"盖住伤口，再用绷带或三角巾加压包扎，其松紧度以能达到止血而肢体远端仍有血液循环为宜。

　　还有多种止血方法：如填塞止血法、止血带止血法，此类方法对操作要求及止血材料选择有一定要求及风险，通常需在专业医务人员指导下进行。

二 包扎

及时正确地包扎，可以达到压迫止血、减少感染、保护伤口、减少疼痛，以及固定敷料和夹板等效果。

注意事项：

● 暴露伤口、保护创口、检查伤情。

● 加盖敷料、封闭伤口、防止污染。

● 动作轻巧迅速，部位准确，包扎牢固，松紧适宜。

● 不要用水冲洗伤口（烧烫伤、化学伤除外）。

● 包扎四肢由内至外、由上至下，露出肢体末端，以便观察血液循环。

● 不要在伤口上用消毒剂或药物。

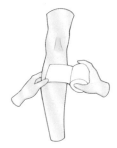

环形包扎法

适用于比绷带小的伤口，环形缠绕固定。

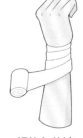

螺旋包扎法

适用于肢体粗细均匀部位的伤口，按环形法缠绕数圈固定。

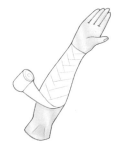

螺旋反折包扎法

适用于肢体粗细不均匀部位的伤口，由肢体细端开始缠绕反折固定。

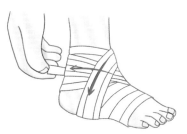

"8"字形包扎法

适用于肩、肘、腕、踝等关节的包扎，按8字形包扎固定。

三 固定

固定是为了限制受伤、骨折部位的活动度，防止伤情加重，防止休克，保护伤口，防止感染，便于转运，减轻在搬运与运送中伤者的痛苦。

注意事项：

● 先救命、再治伤。

● 临时固定无须骨折复位，开放性骨折不应回纳。

● 应超过上下关节固定，维持肢体功能位。

● 骨突部位垫好衬垫，注意止痛、保温。

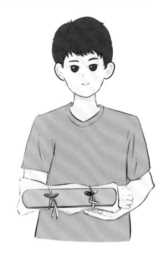

前臂骨折

在前臂外侧捆扎一块木板，长度自肘后至手指，然后用三角巾悬挂。如无木板，稍厚的杂志、书本均可代用。

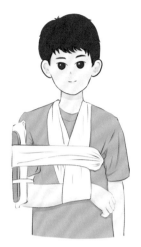

上臂骨折

　　将一块木板放在上臂外侧，用绷带或布条缠绕包扎，然后把上臂与胸壁固定，前臂悬挂胸前。

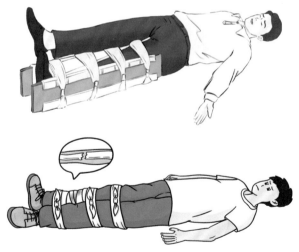

小腿骨折

　　用两块从大腿至足跟的木板内外夹住患肢固定，也将患肢可与健肢捆扎固定。

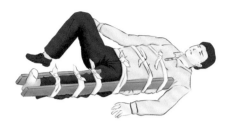

大腿骨折

取一长夹板放在伤腿的外侧，长度自足跟至腰部或腋窝部，另用一夹板置于伤腿内侧，长度自足跟至大腿根部，然后用绷带或毛巾分段将夹板固定。

四 伤口异物急救

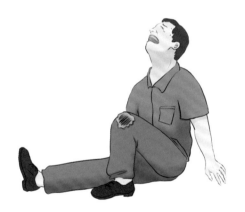

擦伤：指表面有破损或划痕，伤口较浅，面积较小，异物多为泥沙、碎玻璃等，可用生理盐水冲洗，再用聚维酮碘消毒后用小棉签沾取异物，若有残留，需去医院进一步清创。

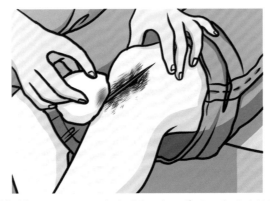

割裂伤：是指伤口深度达到皮下组织甚至肌肉层的损伤，如果被生锈的金属割伤，伤口内会残留锈物质，应立即送往医院清创并予抗破伤风治疗。

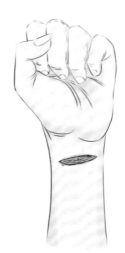

刺伤：指被细长的玻璃片、钉子、刺刀等锐物刺伤，异物嵌入伤口深部，应维持异物原位不动，不可在没有充分准备前拔除异物，以免引起血管、神经或内脏的再损伤和大出血。

处理方法：

（1）异物两旁加上敷料，直接压迫止血，但要注意不要把异物压入伤口而造成更大的伤害。

（2）使用绷带卷或三角巾，围在异物周围，三角巾围成环形垫，其高度应高于异物，以保护伤口和防止异物移动，最后在异物周围用绷带包扎，尽快送往医院处理。

注意事项：

（1）切勿盲目拔出异物！异物不拔除以前，有填塞的作用，能避免大量出血和气胸的发生。

（2）即使异物刺入较浅，也不要随意拔出，以免造成体内大出血。

（3）如果没有条件进行包扎，只需要做力所能及的事情，如：呼叫"120"、安慰病人等，然后等待救援，原地不动！

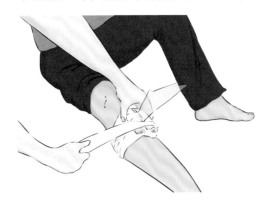

五　断指/肢的现场急救

当前，机械、交通事故和其他原因引起的离断伤呈增多趋势，伤后除了前文提到的止血、包扎、固定及转运方法，断指/肢的正确保存对下一步再植治疗至关重要。

断指/肢经冷藏保存可降低组织的新陈代谢，减慢组织变性，为断指/肢延长缺血时间创造了条件。断指/肢再植的黄金时间为6~8小时。

1. 干燥冷藏法：断指/肢用无菌或清洁敷料包扎好，用干燥冷藏的方法保存起来。使断指/肢保存在4℃左右的环境。

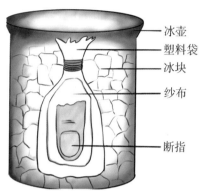

冰壶
塑料袋
冰块
纱布

断指

2. 包裹法：在冬季可不采用冷存措施，可用干净毛巾或纱布直接将断指/肢包裹。

3. 注意事项：切忌把断指/肢直接放入冰块或冰瓶内，更不能把断指/肢浸泡在各种消毒液及生理盐水中，不宜把断指/肢藏在腋下或任意放在口袋里，否则可能使指/肢体污染更严重，甚至血管、神经、肌腱失活，无条件再植。

第五章　常见急症的急救

第一节　发　热

发热是由于各种病因导致体温调节中枢功能障碍，而出现以体温升高超出正常范围为主要表现的临床症状。通常体温＞37.3℃为发热，37.3～38℃为低热，38.1～39℃为中度发热，39.1～41℃为高热，＞41℃为超高热。

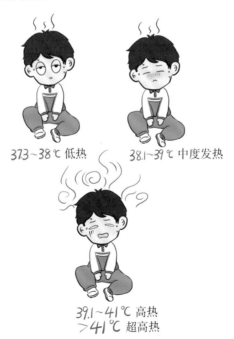

37.3～38℃ 低热　　38.1～39℃ 中度发热

39.1～41℃ 高热
＞41℃ 超高热

一 常见病因

发热可分生理性发热及病理性发热。生理性发热见于剧烈运动、女性排卵期等；常见病理性发热包括细菌、真菌、病毒、支原体等感染引起。

二 识别有风险的发热

当出现高热需立即给予降温处理，若出现晕厥，昏迷，谵妄（烦躁、胡言乱语）等症状，提示病情危重，需立即呼叫"120"尽快赶往医院急诊。

三 退热方法

1. 药物：腋温＞38.5℃推荐使用退热药，如布洛芬、对乙酰氨基酚等，在使用药物前最好仔细阅读说明书，或在医师的指导下使用，请勿超剂量服用。

2. 物理降温：寒战时注意保暖，非寒战时勿捂热。

（1）温水擦浴：温水擦拭颈部、腋窝、肘部、腹股沟、腘窝等处，出汗后宜将汗水擦净。

（2）冰袋或冰冻矿泉水瓶：勿直接与皮肤接触，可用毛巾包住放在额头、腋窝、腹股沟、腘窝等大血管处。

（3）多饮温水：补充发热损失的水分，帮助发汗降温。

四 发热小常识

正确认识和处理发热，不紧张不慌乱。

1. 发热是机体自我保护的一种生理反应，并不是所有发热都需要立即给予退热处理。

2. 寒战是体温上升过程的一种表现，无有效处理方法。当体温升高到一定水平会自行停止。寒战期间一般建议做一些保暖措施。

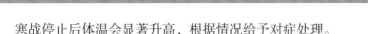

寒战停止后体温会显著升高，根据情况给予对症处理。

3. 服用解热镇痛药不一定非要追求体温降至正常，以人体可耐受为限，不要随意增加服药量和服药次数，也不建议多种退热药混合服用，可能会导致不良反应的发生。

4. 服用退热药无效或有其他症状加重时，请及时就医，以免耽误救治时机。

第二节 头 痛

头痛是指额、颈、颞及枕部范围的疼痛，是临床常见的急诊症状。头痛可以是一种独立的疾病，也可以是某些疾病的症状或并发症。

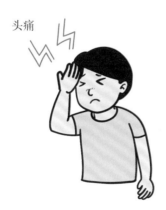

头痛

一 青少年常见头痛

青少年常见头痛主要包括偏头痛、颈源性头痛、丛集性头痛、紧张性头痛等。近年来发病率大大提高，可能与青少年的一些生活方式相关，如肥胖、经常摄入含咖啡因的饮料、睡眠减少、活动减少等，也可能与家庭、校园、学业压力大有关。头痛反复发作可影响健康及生活质量，因此需引起重视。

二 急救措施

头痛的原因较多，对突发的、持续性头痛，甚至难以忍受者，建议及早就医，完善检查，明确病因，采取针对性治疗。

三 预防

良好的生活习惯在一定的程度上可减少头痛的发作。比如：

1. 停止摄入含酒精、咖啡因的食物或饮料，不吃生冷食物。

2. 保持规律作息、保证良好的睡眠习惯。

3. 养成良好的饮食习惯，多进食新鲜水果和未加工食品，避免进食其他可能诱发头痛的食物，如巧克力、奶酪、油炸食品、腌肉等。

4. 放松心情，适度锻炼。

5. 减少电子设备使用时间。

第三节　呼吸困难

一 支气管哮喘

支气管哮喘简称哮喘，是一种支气管慢性的炎症性疾病，表现为发作性细支气管平滑肌收缩，气道狭窄，从而造成喘息、气促、胸闷、咳嗽等症状。引起哮喘急性发作的常见过敏原包括：花粉、尘螨、动物毛屑、真菌、空气污染、烟雾、冷空气等。某些生活习惯如吸烟、饮酒等也可增加哮喘的风险。

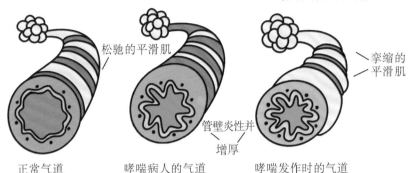

气被限制在了肺泡里面

松驰的平滑肌

拿缩的平滑肌

管壁炎性并增厚

正常气道　　　　哮喘病人的气道　　　　哮喘发作时的气道

急救措施

哮喘患者突发喘息、胸闷、气急、咳嗽等症状或原有症状加重。应立即采取急救措施。

1. 尽快脱离过敏原。

2. 要采取坐位或者半坐位，尽量不要让病人平躺，也可给予轻抚拍背。

3. 尽量到通风、氧气充足的地方。

4. 安抚病人情绪，消除病人的恐惧和焦虑情绪，避免由于紧张情绪进一步恶化呼吸道的情况。

5. 吸入用于哮喘治疗的喷雾剂。

6. 若出现严重呼吸困难、口唇青紫等症状，尽快吸氧，及时拨打"120"就医。

二　过度通气综合征

过度通气综合征是一组由焦虑或应激反应等因素诱发的，以呼吸急促、呼吸困难为主要表现的综合征。

（一）原因及表现

该病往往在情绪激动或过度紧张时出现，比如与人激烈争吵或大声哭泣时，由于病人快速呼吸，大量二氧化碳被呼出体外，造成机体呼吸性碱中毒，而出现胸闷、胸痛、呼吸困难、心悸、口唇及手足麻木、全身抽搐等症状。

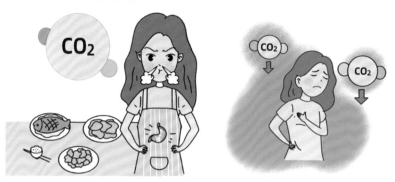

（二）急救措施

1. 安抚病人情绪，引导病人放慢呼吸、调整为深呼吸、腹式呼吸，以消除恐慌心理。

2. 增加吸入气体的 CO_2 浓度：可使用口罩或面罩，使呼出的气体再重新吸入。危重症病人还需通过机械辅助通气治疗。

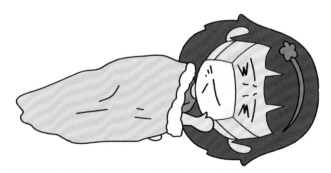

3. 过度通气综合征引发四肢抽搐者，或症状持续未缓解，要及时就医。

第四节　胸　痛

胸痛主要是指胸前区的疼痛和不适感，常诉闷痛、紧缩感、烧灼感、针刺样痛、压榨感、撕裂样痛、刀割样痛等，以及一些难以描述的症状。胸痛的部位一般指从颈部到胸廓下端的范围，有时可放射至颌面部、牙齿、咽喉部、肩背部、双上肢或上腹部。青少年常见胸痛病因包括气胸、心肌炎、心血管神经症等，需提高警惕。

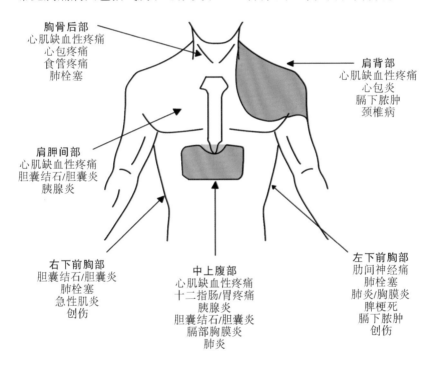

胸骨后部
心肌缺血性疼痛
心包疼痛
食管疼痛
肺栓塞

肩背部
心肌缺血性疼痛
心包炎
膈下脓肿
颈椎病

肩胛间部
心肌缺血性疼痛
胆囊结石/胆囊炎
胰腺炎

右下前胸部
胆囊结石/胆囊炎
肺栓塞
急性肌炎
创伤

中上腹部
心肌缺血性疼痛
十二指肠/胃疼痛
胰腺炎
胆囊结石/胆囊炎
膈部胸膜炎
肺炎

左下前胸部
肋间神经痛
肺栓塞
肺炎/胸膜炎
脾梗死
膈下脓肿
创伤

遇到胸痛病人最重要的是快速查看生命体征，以下征象提示为高危胸痛：①神志模糊或意识丧失；②面色苍白；③大汗及四肢厥冷；④低血压［血压＜90/60 mmHg（12.0/8.0 kpa）］；⑤呼吸急促或困难；⑥低氧血症（血氧饱和度＜90%）。

一 气胸

气胸是指胸膜或肺泡破裂，气体进入胸膜腔，积气压迫肺组织，导致呼吸困难。

（一）好发人群

自发性气胸主要发生在青壮年，瘦高体型者好发，男女比例约为8:1。也可见于长期慢性吸烟，患有慢性阻塞性肺疾病的老年人。

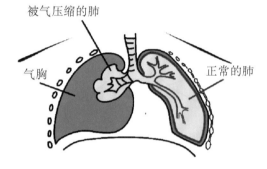

（二）诱发因素及临床表现

自发性气胸通常发生在运动、体力劳动、提重物或上臂高举、用力解大便或剧烈咳嗽后，常表现为突发一侧胸部疼痛呈弥漫性并放射到同侧肩部，随后出现呼吸困难、胸闷，可伴有刺激性咳嗽。

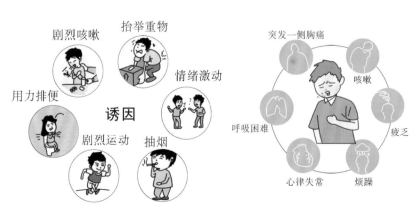

（三）急救措施

1.当怀疑发生气胸时立即停止活动，取半坐半卧位，减少移动。

2.呼吸困难者，立即吸氧。

3.及时拨打"120"就医。

二　暴发性心肌炎

暴发性心肌炎是心肌的炎症性疾病，早期症状不典型，起病急骤，病情进展迅速，短时间内可出现循环衰竭、严重心律失常、早期病死率极高，但若救治得当，心功能可完全恢复正常，极少出现后遗症。

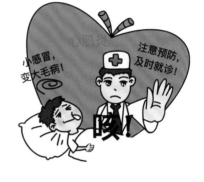

（一）原因

暴发性心肌炎最常见病因为病毒感染，多发生在冬春季，各阶段年龄均可发病，以儿童和青少年多见，男性、女性无明显差异。

（二）临床表现

多数病人发病前1～3周有病毒感染前驱症状，如发热、乏力、肌肉酸痛、恶心、呕吐等症状，随后可出现心悸、胸痛、呼吸困难、水肿，甚至晕厥、猝死。

（三）预防

1.若有症状应尽早医院就诊，及时发现，及时处理，减轻病情进展。

2.增强体质，注意营养，保证高质量睡眠，情绪稳定，避免过度劳累，并选择适当的体育活动以增强体质。

3.预防呼吸道感染和肠道感染。

三 心绞痛、心肌梗死

近些年随着生活方式改变，心绞痛及心肌梗死等老年病逐渐年轻化。

（一）心绞痛

典型的心绞痛位于胸骨后，呈憋闷感、紧缩感、烧灼感或压榨感，可放射至颈部、颌面部、肩背部等多处。诱发因素包括体力劳动、情绪激动、运动、饱食、寒冷等。一般持续3～5分钟，极少超过30分钟。

（二）心肌梗死

胸痛症状较心绞痛的持续时间更长、程度更重、发作更频繁，或在静息状态下发作，常持续时间＞30分钟。

急救措施：

1. 就地休息，保持呼吸通畅，减少氧消耗。

2. 立即拨打"120"求救，告知胸痛症状及发病时间。

3. 舌下含服"硝酸甘油"1片（0.5 mg），每5分钟可重复1片，直至疼痛缓解（最大服用总量为3片）；注意，如有低血压时，禁用硝酸甘油，可舌下含服"速效救心丸"10丸。

4. 倡导第一目击者现场救护，对猝死者立即就地行心肺复苏。（操作方法见第二章第三节）。

注意：心绞痛即使含服硝酸甘油后症状缓解，也应立即到医院进一步检查和治疗。

四 心血管神经症

心血管神经症是指以心血管疾病的有关症状为主要表现的临床综合征。大多发生于中、青年，女性多于男性。

（一）常见表现

心血管神经症患者症状多变，常表现为胸闷、胸痛、心悸、气短、呼吸困难、失眠、紧张、焦虑、易怒、情绪低落、食欲下降、头晕、多汗等。

（二）原因

心血管神经症病因尚不清楚，可能与交感神经功能亢进、交感与副交感神经功能失衡有关。工作和生活引发的焦虑、紧张、情绪激动及精神创伤、过度劳累、体力活动过少，缺乏锻炼等都是本病常见诱因。

（三）诊断

心血管神经症排除性诊断，只有到正规医院经过医生检查后，排除心血管及其他相关疾病后方可诊断。改善生活方式、调节身心是减轻症状的关键。

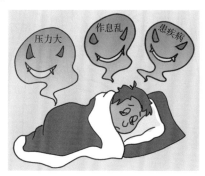

（四）治疗

1. 心理治疗

（1）安抚情绪，了解本病的性质以解除顾虑。

（2）避免各种引起病情加重的因素，如紧张、焦虑绪、劳累等。

（3）劳逸结合，适当锻炼，放松心情。

2. 药物治疗

（1）适当服用具有营养神经效果的药物，如维生素 B_1 和谷维素等。

（2）在医师的指导下使用药物治疗，缓解出现的焦虑、抑郁、失眠等情况。

第五节　腹　痛

腹痛是日常最常见的急性症状之一，又称为急腹症，通常引起急腹症的因素复杂且涵盖多临床专科，需及时就诊经专科或急诊医师诊治。

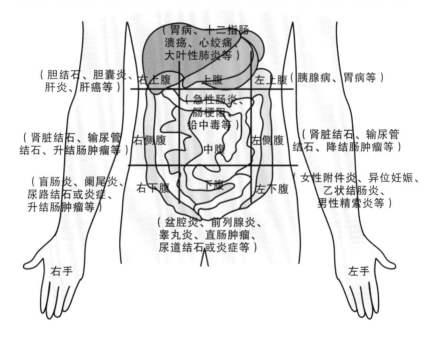

（胃病、十二指肠溃疡、心绞痛大叶性肺炎等）

（胆结石、胆囊炎、肝炎、肝癌等）　右上腹　上腹　左上腹（胰腺病、胃病等）

（急性肠炎、肠梗阻、铅中毒等）

（肾脏结石、输尿管结石、升结肠肿瘤等）　右侧腹　中腹　左侧腹（肾脏结石、输尿管结石、降结肠肿瘤等）

（盲肠炎、阑尾炎、尿路结石或炎症、升结肠肿瘤等）　右下腹　下腹　左下腹（女性附件炎、异位妊娠、乙状结肠炎、男性精索炎等）

（盆腔炎、前列腺炎、睾丸炎、直肠肿瘤、尿道结石或炎症等）

右手　　左手

■ 一 腹痛常见病临床表现及治疗方法

（一）急性胃肠炎

1. 病因：通常因进食不洁、生冷或刺激性食物而诱发，包括细菌、病毒、寄生虫感染等。

2. 病情判断：有不洁饮食病史，表现为恶心、呕吐、腹痛、腹泻等，严重可出现发热、脱水、电解质及酸碱平衡失调。

3. 急救措施：清淡饮食，轻者可口服"糖盐水或者补液盐"，服用调节肠道菌群药、止泻药等。腹泻严重者，需及时到医院就诊，完善大便常规等检查，并根据病情必要时予以补液、补充电解质、抗生素等治疗。

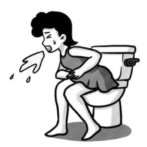

（二）急性阑尾炎

1. 病因：多因阑尾管腔粪石堵塞或细菌入侵所致。

2. 病情判断：

（1）转移性右下腹痛（腹痛始于上腹痛，逐渐向脐部转移，并固定在右下腹）。

（2）不同类型的阑尾炎腹痛症状也有差异，可表现为轻度隐痛、阵发性胀痛和剧痛等。

（3）伴有厌食、恶心、呕吐，可出现心率增快、发热等症状。

3. 急救措施：及时就诊早期行阑尾切除术，避免病情迁延加重。

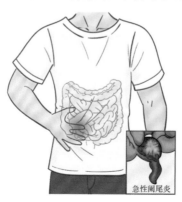

（三）急性胆囊炎

1. 病因：胆囊管梗阻和细菌感染引起的急性炎性病变，最常见的原因是胆囊结石。

2. 病情判断：进油腻食物之后出现上腹中部或右侧的剧烈绞痛，可伴有恶心、呕吐；可伴有畏寒、发热等全身感染的症状；右上腹部胆囊区按压疼痛。

3. 急救措施：需及时急诊就诊，病情迁延可导致慢性胆囊炎、胆囊穿孔、严重感染等。

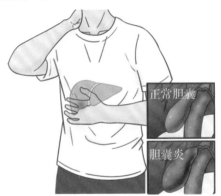

（四）泌尿系结石

1. 病因：肾、输尿管结石的排出引起，通常疼痛较剧烈，与感染、梗阻有关。

2. 病情判断：

（1）疼痛：肾区疼痛或累及上腰腹部痛，剧烈难忍；往往伴有恶心、呕吐。

（2）血尿、尿频、尿急、尿痛。

3. 急救措施：部分小结石可经活动或多饮水可自行排出，但由于疼痛较剧常需急诊紧急处理；部分较大结石需要体外冲击波碎石或者手术治疗。

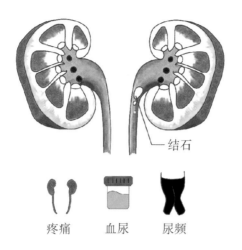

结石

疼痛　　　血尿　　　尿频

（五）肠梗阻

1. 病因：常见于腹部手术、长期便秘、肠道息肉、肠扭转等病人出现消化道内容物不能顺利通过肠道，导致肠道梗阻。

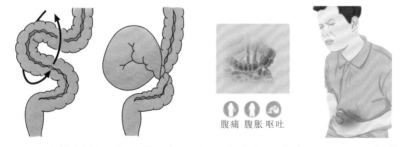

腹痛 腹胀 呕吐

2. 病情判断：典型的肠梗阻表现为腹痛、腹胀、呕吐、肛门停止排气排便等。但有时病人可不完全具备这些典型表现。

3. 急救措施：肠梗阻病人病情变化快，自行鉴别困难，需及时就医，如诊治延误或不当，可能导致肠坏死、脓毒症等并发症，甚至危及生命。

（六）黄体破裂

1. 病因：自身原因或外部因素导致的黄体破裂和出血；黄体期（相当于月经周期的第22日左右）受到剧烈的外力冲击（剧烈的运

动、大力咳嗽、性生活等）。

2. 病情判断：月经后半周期突发下腹部疼痛，可伴有肛门坠胀感。黄体破裂后会导致腹腔内出血，严重可导致失血性休克甚至危及生命。

3. 急救措施：黄体期在任何状态下突发的腹痛均应重视，需及时就医，以免延误诊治。

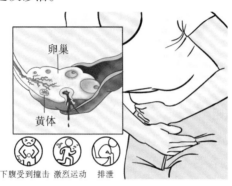

卵巢

黄体

下腹受到撞击　激烈运动　排泄

二 **注意事项**

突发腹痛需及时就医。多数情况下腹痛并不严重，部分可自行缓解。若腹痛严重、不能缓解或反复出现，应及时前往医院就医。

就诊时配合检查很重要。腹痛病因复杂多变，因此在就诊时需保持冷静，准确全面地回答医师问诊。

就诊前，忌盲目服用止痛药物，否则可能会掩盖或加重病情，增加诊断难度，甚至可能导致误诊。

第六节　癫　痫

癫痫俗称羊癫疯。是多种原因导致的脑部神经元高度同步异常放电，表现为具有发作性、短暂性、重复性及刻板性的动作，常见

的有牙关紧闭，口吐白沫，神志不清，呼之不应，四肢抽搐，大小
便失禁等。

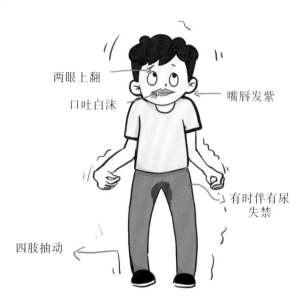

两眼上翻

口吐白沫

嘴唇发紫

有时伴有尿
失禁

四肢抽动

一　现场急救

第一步：确认现场环境安全。

第二步：正确识别癫痫。

第三步：侧卧并保持呼吸道通畅。解开病人的衣扣、裤带，头
偏向一侧，有分泌物的须清理呼吸道分泌物，活动假牙需取下。

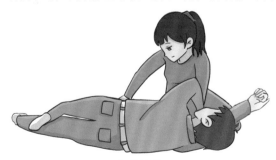

急救体位

第四步：记录癫痫发作时间，大部分癫痫一般在5分钟内可自行缓解，若出现癫痫持续不缓解并有缺氧发绀、神志不清等表现请尽快拨打"120"。

二 注意事项

在病人头下放置软物以防止头颈部受伤，同时避免周围物体碰撞砸伤。

迅速解开病人领结、衣领，保持呼吸道通畅。

动作适中，注意保护舌头，避免舌咬伤。

不要强行搬动病人肢体，以免骨折；不要将手指放入病人口中，以免被咬伤；不要强行撬开嘴巴灌药等。

仔细记录发作的过程及具体表现，以便向医护人员告知病情过程。

第七节 晕 厥

晕厥是一过性全脑低灌注导致的短暂性意识丧失，其特点是突然、短暂和自行完全恢复。典型晕厥发作持续时间一般不超过20秒，少数可持续数分钟。

部分病人发作前可出现头晕及周身不适、视物模糊、耳鸣、面色苍白、出冷汗等先兆。大多数无先兆症状而突然出现意识丧失。

晕厥病因主要分为三大类：神经反射性晕厥、直立性低血压晕厥、心源性晕厥。

现场急救

1. 当出现脸色苍白、出冷汗、神志不清等症状，立即就地蹲下再躺倒，以防跌撞造成外伤。

2. 晕厥后，立即让病人平卧，头低脚高位，保证脑部血供，解开衣领和腰带。

3. 注意保持呼吸道通畅，如病人呕吐，将病人头偏向一侧，以免呕吐物吸入气道。

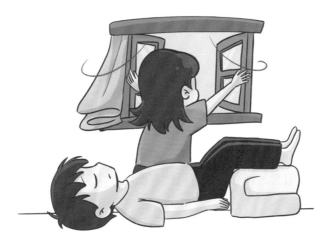

4. 保持周围环境安静、通风，但应注意保暖，避免着凉。

5. 多数晕厥的病人都能迅速缓解。若出现以下情况则提示病情严重：大汗淋漓、持续性头痛、头晕、恶心呕吐、胸痛、胸闷、脉搏过快或过慢、心律失常等，应立即呼叫"120"。此外，频繁发作的晕厥，无论何种原因均建议去医院就诊。

6. 清醒后不要马上站起来，必须确认意识完全恢复，待全身无力情况好转后缓慢坐起，防止再次摔倒。

第六章　青少年容易忽视的疾病

第一节　低钾血症

钾是人体细胞内的主要阳离子，血钾的正常值为 3.5～5.5 mmol/L，低于 3.5 mmol/L 时为低钾血症。常因长期进食不足、呕吐、腹泻、大量出汗等引起，同时甲亢者可伴有低血钾性周期性瘫痪。

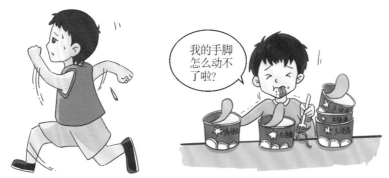

我的手脚怎么动不了啦?

一　病情判断

血钾轻度降低，可感软弱、乏力、恶心、厌食、腹胀、便秘等症状。重度低钾血症，可表现为全身性肌无力，肢体软瘫，甚至膈肌、呼吸肌麻痹，呼吸、吞咽困难，重者可窒息。或因心室颤动、心搏骤停或休克而猝死。

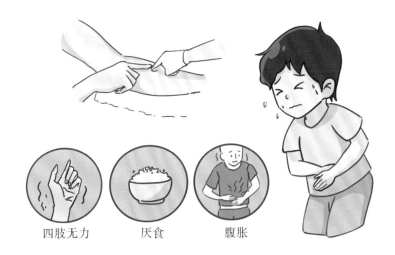

四肢无力　　　厌食　　　　腹胀

二 处理及预防

1. 严重低钾血症属急症，如出现四肢无力、麻木疼痛、心慌、呼吸困难等表现，应尽快到医院治疗。

2. 有周期性瘫痪既往史和家族史的病人，更应加以重视，及时到医院就诊。

3. 如出汗过多，肢体轻微乏力，可适量进食含钾高的食物，如香蕉、橙子、菠萝等食物。

第二节　糖尿病酮症酸中毒

糖尿病酮症酸中毒是体内胰岛素缺乏，升血糖激素增多等多种原因共同作用的结果，导致糖和脂肪代谢紊乱，主要表现为严重脱水、高血糖、高酮血症、酮尿、水电解质紊乱和代谢性酸中毒。随着高油、高脂、高盐饮食的摄入及运动的减少，特别是长期饮用碳酸类饮料，该病发病率逐渐升高且趋于年轻化。

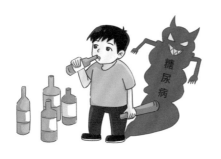

糖尿病典型症状

多饮
容易口渴，喝水多

多食
容易饿，吃得多

多尿
小便次数多

体重减轻
不明原因的体重减轻

一 病情判断

1. 可表现为食欲减退、恶心、呕吐、口干、多尿、头痛、嗜睡、呼吸深快，呼气中有烂苹果味；后期严重失水，尿量减少、皮肤黏膜干燥、眼球凹陷、心率增快，血压下降、四肢冰冷等症状。

2. 晚期出现意识模糊，昏迷，部分病人以昏迷和/或休克就诊。

3. 少数病人可表现为腹痛，酷似急腹症。

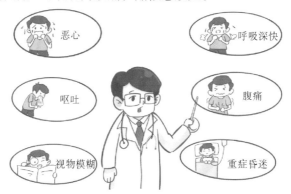

二 处理及预防

1. 如出现呼吸困难、神志不清和休克等情况，需立即呼叫"120"；

2. 肥胖病人需控制体重，适当运动。

3. 避免过量食用碳酸类饮料、奶茶、甜品等含糖过高的食物。

4. 对已确诊糖尿病病人，注意规律监测血糖，在医师指导下规律服用降血糖药和/或使用胰岛素。

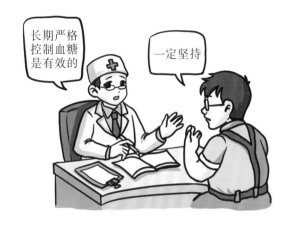

第三节　高甘油三酯血症性急性胰腺炎

急性胰腺炎系胰腺消化酶被激活后对胰腺自身及其周围脏器产生消化作用而引起的炎症性疾病。随着我国人民生活水平的提高和饮食结构的改变，高甘油三酯血症诱发的急性胰腺炎日渐增多，且呈年轻化、重症化趋势，需引起重视。

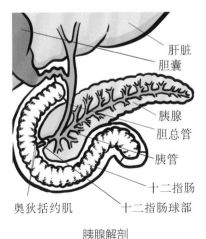

肝脏
胆囊

胰腺
胆总管
胰管

十二指肠
十二指肠球部
奥狄括约肌

胰腺解剖

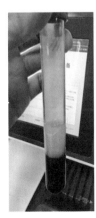

正常血液图　　　高脂血症血液图

一 病情判断

多发生于年轻男性，特别是肥胖、酗酒及糖尿病病人。常在酗酒或饱食后数小时，突发上腹部剧烈的疼痛，多为急性发作，呈持续性，伴阵发性加剧，可向背部放射，伴腹胀、恶心、呕吐、发热等症状，血淀粉酶和脂肪酶明显升高。

二 处理及预防

1. 合理饮食，不暴饮暴食，按时就餐，避免一次大量饮酒，不要吃太过油腻食物。

2. 肥胖病人注意控制体重，低脂饮食，适当运动。

3. 高脂血症病人需服用降血脂药，定期到医院复查血脂、肝肾功能等指标。

4. 如果出现上腹痛、腹胀，伴恶心、呕吐，请及时到医院就诊。

第四节　青少年常见心理疾病

青少年时期是人的行为、性格和智力迅速发展的关键时期。在这一阶段，由于身心变化比较快，文化知识及社会经验的不足，很容易产生不健康的心理，导致心理疾病。下面让我们一起来了解一下青少年常见的心理疾病吧！

一 常见心理疾病

（一）抑郁症

抑郁症是一种常见的精神疾病，通常具有情绪低落、兴趣和愉快感丧失、精力不济或疲劳感等典型症状，可伴有集中注意和注意的能力降低，自我评价降低，自罪观念和无价值感，认为前途暗淡悲观，有自伤或自杀的观念或行为，睡眠障碍，食欲下降。

青少年抑郁症的常见症状

没有价值感或没有希望

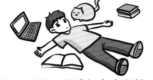
对曾经的爱好失去兴趣

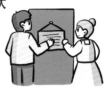
疏远朋友和家人

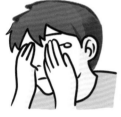
哭泣

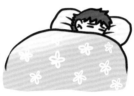
失眠或嗜睡

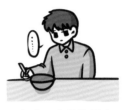
食欲差或暴饮暴食

（二）焦虑症

焦虑症是一种以广泛和持续性焦虑或反复发作的惊恐不安为主要特征，常伴有自主神经紊乱、肌肉紧张与运动性不安（坐立不安、心神不定、搓手顿足）等表现的神经症。

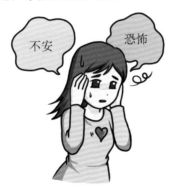

（三）强迫障碍

多发病于青春期，1/3的患者症状出现于10～15岁，其基本症状为强迫观念和强迫行为，多数患者有多种强迫观念和强迫动作，强迫行为是对强迫观念的典型反应。

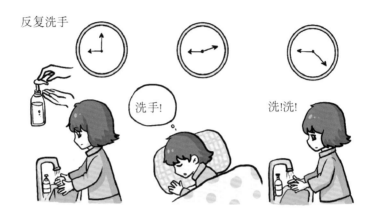

反复洗手

洗手!

洗!洗!

（四）社交恐惧症

社交恐惧症又称社交焦虑障碍，是恐惧症的一种，其主要症状为显著而持续地害怕在公众面前可能出现羞辱和尴尬的社交行为，担心别人会嘲笑、负性评价自己的社交行为，并在相应的社交场合持续紧张或恐惧，在别人有意或无意的注视下，病人会更加紧张不安，不敢抬头，不敢与人对视。

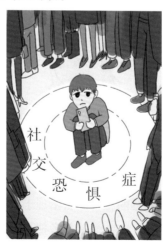

（五）双相障碍

双相障碍是一种既有躁狂或轻躁狂发作，又有抑郁发作的一类情绪障碍，是反复（至少两次）出现心境和活动水平的明显改变。有时表现为情绪高涨、精力充沛、活动增加、言语增加等症状；有时表现出情绪低落、精力减退、活动减少、言语减少等症状。发作间期通常完全缓解。最典型的形式是躁狂和抑郁交替发作。

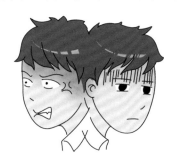

（六）网络成瘾

网络成瘾又称为网络性心理障碍、网络依赖，是指网络使用者长期性、习惯性、沉浸式地接触网络，并形成了长期的依赖性，以至于达到一种痴迷的程度，或者以求达到自我解脱的一种心理或行为状态。因此，青少年网络成瘾是青少年过度使用网络而导致的一种心理障碍。

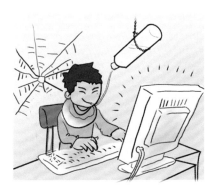

二 处理措施

无论是谁，我们都有可能被陷入"心理疾病"的深渊。一旦发觉自己的心理健康出现问题，究竟应该如何做呢?

树立良好的三观，正确地面对困难和压力，积极调整心态，适宜运动，劳逸结合，保持良好的睡眠;

可以通过写日记，记录和宣泄自己的情绪;

真实地向爸爸、妈妈和朋友表达自己的想法，获得他们的理解和支持;

适当参加社交活动，通过丰富的实践活动，磨炼自己，提高意志力，形成自强不息，坚韧不拔的心理品质;

一旦发现心理压力或者心理阴影自己不能克服，要正确认识，不要隐藏，积极向心理医师寻求帮助;

若已确诊心理疾病，按照医师的建议进行心理方面的维护，消解心理病因，增强心理抵抗力;

在医师的指导下服用相关药物，并遵医嘱规律用药，避免自行用药，并定期到医院复诊。

第七章 中毒的急救

进入人体的化学物质达到中毒量产生组织和器官损害引起的全身性疾病称为中毒。引起中毒的化学物质称毒物。根据毒物来源和用途分为：工业性毒物、药物、农药、有毒动植物等。

第一节 煤气中毒

煤气中毒即一氧化碳中毒，是人体吸入高浓度的一氧化碳后，一氧化碳与血液中血红蛋白结合形成碳氧血红蛋白，降低血红蛋白的携氧能力，出现缺氧而引起神经系统严重受损的一类急性中毒。日常生活中，一氧化碳中毒最常见的原因是家庭中煤炉取暖及煤气泄漏。

一 中毒表现

1. 头痛、头晕、嗜睡、恶心、呕吐、心悸、四肢乏力、面色潮红、口唇黏膜呈樱桃红色，躁动不安，呼吸脉搏加快等。

2. 严重者可出现血压下降，瞳孔变化，呼吸抑制，脑水肿、肺水肿、昏迷等，可因缺氧、呼吸循环衰竭而死亡。

3. 急性一氧化碳中毒病人，在意识障碍恢复后，经过2～60天，可能出现痴呆木僵、表情淡漠、四肢肌张力增高、偏瘫、小便失禁、失语、失明、视神经萎缩、听神经损害等，即迟发性脑病。

二 急救措施

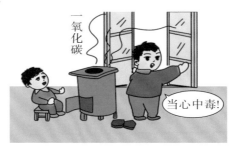

怀疑自己有一氧化碳中毒症状时，立即打开门窗，保持室内空气流通。

出现一氧化碳中毒症状时，及时拨打"120"，尽快到具备高压氧舱的医院救治。

若病人出现神志不清，迅速将病人转移到空气新鲜流通处，解开衣领及腰带使其呼吸通畅，应将其头部偏向一侧，以防舌后坠或呕吐物误吸入呼吸道导致窒息。

若病人出现呼吸、心跳停止，第一目击者立即行心肺复苏术。

警惕迟发性脑病的发生。

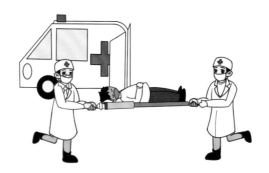

三 预防

1. 注意室内通风。

2. 使用煤炉取暖时，必须安装烟筒管道，防止漏烟、倒烟。睡觉前一定要检查火炉是否封好。

3. 使用火坑取暖时，一定要等到煤炭完全烧尽后再入睡，同时要保持炉灶和火坑的通风。

4. 尽量避免使用煤炭取暖及烧燃气热水器洗澡。

第二节　酒精中毒

急性酒精中毒，是由于短时间摄入大量酒精或含酒精饮料后，出现的中枢神经系统功能紊乱状态。一般表现行为和意识异常，严重者会损伤脏器功能，导致呼吸、循环衰竭，进而危及生命。

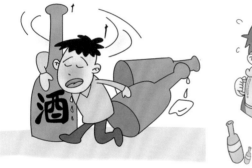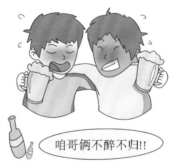

咱哥俩不醉不归!!

一　中毒表现

中毒表现与饮酒量及个差异性有关。一般分为三期：

1. 兴奋期：血酒精浓度＞500 mg/L，有欣快感、兴奋、多语，情绪不稳、喜怒无常，有攻击行为，也可沉默不语。

2. 共济失调期：血酒精浓度＞1500 mg/ L，表现为肌肉运动不协调，如行动笨拙，步态不稳，言语含糊不清，眼球震颤、视物模糊，恶心、呕吐，嗜睡等。

3. 昏迷期：血酒精浓度＞2500 mg/L，病人进入昏迷状态，瞳孔散大，体温不升，血压下降，呼吸减慢，且有鼾声，严重者可发生呼吸、循环衰竭而危及生命。

少数急性酒精中毒病人可能出现低血糖症、吸入性肺炎、横纹肌溶解等并发症，严重者可能出现窒息。醒后常有头痛、头晕、乏力、恶心、纳差等症状。

二 急救措施

1. 终止饮酒，不宜用咖啡和浓茶解酒，多饮水，可进食富含维生素饮料和水果。

2. 出现共济失调时，需注意保护饮酒者，避免摔伤。

3. 建议酒精中毒者尽量送医院救治。

4. 对于昏迷病人，注意气道保护，取侧卧位，避免呕吐物阻塞呼吸道而出现窒息，并拨打"120"立即送医院急救。

5. 部分酒精中毒者，可能诱发消化道出血、心肌梗死、脑出血、脑梗死、急性胰腺炎等疾病，需提高警惕，及时就医。

三 预防

1. 聚餐时最好不饮酒、少饮酒。

2. 服用头孢类抗生素时，一周内禁止饮酒，避免出现双硫仑反应。

3. 对酒精过敏者，避免摄入含有酒精的药物、食物及饮料。

4. 有高血压、冠心病、消化性溃疡、胃溃疡、肝肾功能不全等人群，不要饮酒。

第三节　甲醇中毒

甲醇是一种无色、透明、易燃、易挥发、略带酒精气味的液体。若饮用含有甲醇的工业酒精或用其勾兑成的"散装白酒"，可导致甲醇中毒即假酒中毒。

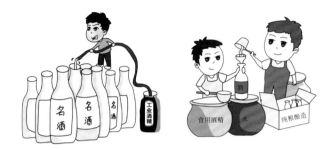

一　中毒表现

无论吸入或经口中毒，潜伏期通常为8～36小时。急性甲醇中毒以中枢神经系统损害、视神经损害和代谢性酸中毒的表现为主。

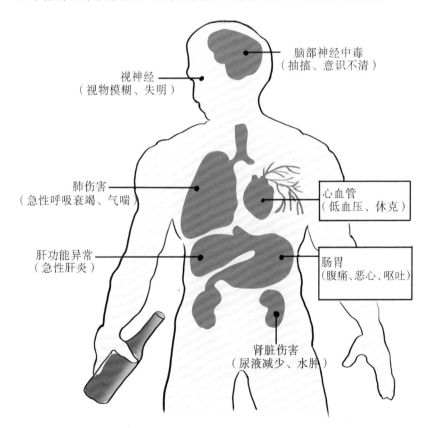

中毒者可呈醉酒状态，有头痛、头晕、乏力、兴奋、步态不稳、恶心、呕吐、腹痛、腹泻，可出现幻视、视物模糊、失明，甚至出现发绀、心悸、气促、昏迷、休克，最后因呼吸和循环衰竭而死亡。

二 急救措施

1. 终止饮酒，保持呼吸道通畅；予以催吐。

2. 前往医院接受治疗并带上剩余酒水，将剩余酒水送检检测所含成分。

3. 要避免眼睛受光线照射，可以给患者戴上有色眼镜或眼罩，或用纱布遮盖双眼。

4. 对昏迷、休克者，注意气道保护，取侧卧位，避免呕吐物阻塞呼吸道而出现窒息，及时呼叫"120"，前往医院救治。

三 预防

1. 注意提高自我保护意识，饮酒后出现不适，应高度重视，及时到医院就诊。

2. 切勿购买或饮用无食品生产许可的散装白酒、黄酒等酒类食品。

3. 通过正规渠道购买酒类，检查防伪标识。

4. 不要将甲醇与饮用酒或其他食物混合存放，注意做好明显标识，避免与酒精混淆而被误用。

第四节 亚硝酸盐中毒

进食了腐烂变质的蔬菜，腌制的咸菜或存放过久的熟菜，食用过量的亚硝酸盐腌肉，或误将亚硝酸盐当作食盐烹调的食物，均可导致亚硝酸盐中毒。

一　中毒表现

发病常急骤，多在食后0.5～3小时发病。中毒症状主要为缺氧表现，如头晕、头痛、乏力、心慌、气促、恶心、呕吐，最有特色的表现为甲床呈紫蓝色；继而可出现烦躁、嗜睡、呼吸困难、血压降低、肺水肿、心律失常、惊厥、昏迷、呼吸与循环衰竭。病情发展很快，严重患者如不及时抢救，可因昏迷、呼吸衰竭等而死亡。

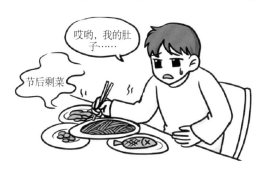

二　急救措施

1. 立即予以催吐的方式，将胃内没有完全吸收的亚硝酸盐尽量呕出，喝大量清水促进毒物排出。

2. 快速拨打"120"求救电话，立即到医院进行洗胃（进食后4～6小时内）、导泻、灌肠、补液、利尿等治疗。可使用特效解毒药物"亚甲蓝"，必要时血液净化等治疗。

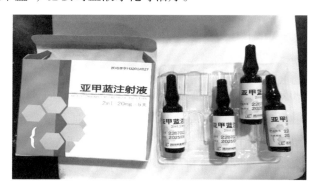

三 预防

不吃腐烂、变质的蔬菜和腌制过久的菜类和肉类。

不宜食用较高的温度下储存或过夜蔬菜。

蔬菜要清洗干净，防蔬菜表面或内部含有大量的不干净物质。

通过正规渠道购买食用盐，不购买或使用来路不明、没有标签的"盐"。

避免误食亚硝酸盐，亚硝酸盐包装应有明确标识，禁止和食品共同存放。

第五节　常见植物中毒

蘑菇中毒

毒蘑菇又称毒菌或毒蕈，属大型真菌类。误采、误食毒蘑菇可引起急性中毒，呈地域性、季节性发病，常有家庭聚集和群体性发病的特点，社会危害大。部分品种中毒病死率高，其中具有肝毒性的鹅膏菌属品种中毒病死率高达80%，蘑菇中毒已成为我国食源性疾病中病死率最高的一类急症。

湖南省蘑菇中毒多发生在夏秋季，夏季病死率高，发生区域以农村为主。常见毒蘑菇种类为鹅膏菌属、环柄菇属、盔孢伞属、裸盖菇属和红菇属等。

一 中毒表现

超过90%的蘑菇中毒首先出现恶心、呕吐、腹痛、腹泻等胃肠道表现，继而根据蘑菇种类不同可累及不同器官及系统，可分为以下临床类型：急性肝损型、急性肾衰竭型、溶血型、横纹肌溶解型、胃肠炎型、神经精神型、光过敏皮炎型7种类型。

1. 急性肝损型：常见于鹅膏菌属（如灰花纹鹅膏、裂皮鹅膏等）、盔孢菌属、环柄菇属等引起的中毒，可出现恶心、呕吐、腹痛等胃肠道症状，可伴黄疸、出血、急性肝衰竭、多器官功能衰竭，甚至死亡。具有高致死性。

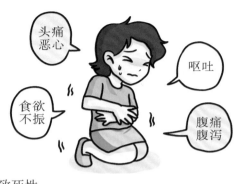

2. 急性肾衰竭型：常见于鹅膏菌属、丝膜菌属等引起的中毒，表现为少尿、血肌酐、尿素氮升高、急性肾衰竭，可致死。

3. 溶血型：常见于桩菇属、红角肉棒菌等引起的中毒，表现为少尿、无尿、血红蛋白尿、贫血、急性肾衰竭、休克、弥散性血管内凝血，严重时导致死亡。

4. 横纹肌溶解型：常见于亚稀褶红菇、油黄口蘑等引起的中毒，表现为乏力，四肢酸痛，恶心呕吐，色深尿，胸闷等，后期可致急性肾衰竭，因呼吸循环衰竭而死亡。

5. 胃肠炎型：常见于青褶伞属、乳菇属、红菇属、牛肝菌科等引起的中毒，表现为胃肠道症状如呕吐、腹泻、腹痛等，重度可出现电解质紊乱，休克，预后良好。

6. 神经精神型：常见于鹅膏菌属、丝盖伞属、小菇属、裸盖菇属、裸伞属等引起的中毒，表现为出汗、流涎、流泪、谵妄、幻觉、共济失调、癫痫、妄想等，预后良好。

7. 光过敏性皮炎型：常见于污胶鼓菌、叶状耳盘菌等引起的中毒，表现为日晒后在颜面、四肢出现突发皮疹，自觉瘙痒，预后良好。

二　急救措施

进食毒蘑菇后，应尽量减少毒素被身体吸收，现场可积极采取自我催吐，并积极使用灵芝煎水、绿豆汤口服。

尽快拨打"120"到医院救治，行洗胃、导泻、补液、利尿、血液净化及药物等治疗。

急性肝损型具有"假愈期"，死亡率高，需加强监测。

建议病人和/或家属将剩余的蘑菇标本带到医院，或者到采集毒蘑菇的现场进行拍照、采集后带到医院，请专家进行毒蘑菇物种鉴定。

一旦怀疑患者误食了含有鹅膏肽类毒素的蘑菇，建议采集中毒患者食用后的残留物、呕吐物、排泄物、血液、尿液甚至洗胃液等送至有条件的机构进行检测分析。

三 预防

蘑菇中毒常为家庭聚集和群体性发病，危害大，且死亡率高。避免蘑菇中毒最有效的方法是不采摘食用野生蘑菇。对野生蘑菇要"三不"：

不采摘。郊外游玩时，对于"来源不明"的野生蘑菇要"退避三舍"，不去触碰采摘。

不购买。请勿随意购买野生蘑菇，尤其是没吃过或不认识的，不要偏听偏信，轻易购买。

不食用。家庭要慎食野生蘑菇。聚餐时尽量不要食用野生蘑菇，以确保饮食安全。

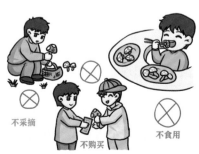

湖南省常见毒蘑菇图谱
（珍爱生命、远离毒菇）

当心中毒！

当心中毒！

灰花纹鹅膏
（肝损害型）

裂皮鹅膏
（肝损害型）

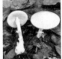
淡红鹅膏
（肝损害型）

肉褐鳞环柄菇
（肝损害型）

毒环柄菇
（肝损害型）

条盖盔孢菌
（肝损害型）

欧氏鹅膏
（肾衰竭型）

拟卵盖鹅膏
（肾衰竭型）

异味鹅膏
（肾衰竭型）

假褐云斑鹅膏
（肾衰竭型）

亚稀褶红菇
（横纹肌溶解型）

土红鹅膏
（神经精神型）

小毒蝇鹅膏
（神经精神型）

球基鹅膏
（神经精神型）

残托鹅膏
（神经精神型）

翘鳞蛋黄丝盖伞
（神经精神型）

辣味丝盖伞
（神经精神型）

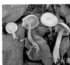
白霜杯伞
（神经精神型）

苏梅岛裸盖菇
（神经精神型）

古巴裸盖菇
（神经精神型）

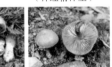
热带紫褐裸伞
（神经精神型）

大青褶伞
（胃肠炎型）

变红青褶伞
（胃肠炎型）

近江粉褶菌
（胃肠炎型）

毒红菇
（胃肠炎型）

日本红菇
（胃肠炎型）

点柄黄红菇
（胃肠炎型）

淡红粉末牛肝菌
（胃肠炎型）

橙黄硬皮马勃
（胃肠炎型）

莽山类脐菇
（胃肠炎型）

叶状耳盘菌
（光敏皮炎型）

夹竹桃中毒

夹竹桃，花冠可为深红色、粉红色或白色，全株有毒，它的树皮、叶子、花、根、种子以及枝叶折断后流出的乳白色汁液都有毒。甚至夹竹桃的毒性在枯干后依然存在，焚烧夹竹桃后产生的烟雾仍有高度的毒性。

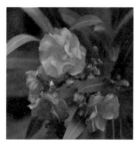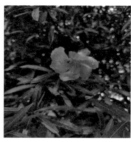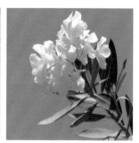

一 中毒表现

口服种子中毒的主要症状有口腔烧灼感、舌刺痛、呕吐、腹泻，对心脏作用与洋地黄相似，先兴奋，后抑制，继而麻痹。

口服枝叶中毒的主要表现为胃肠道、心脏和神经系统的毒性反应，表现为头痛、头晕、恶心、呕吐、腹痛、腹泻、烦躁、谵语；继之四肢麻木、面色苍白、呼吸急促、体温血压下降。严重者心律失常、瞳孔扩大、视物模糊、嗜睡、昏迷、抽搐、休克，甚至死亡。

二 急救措施

1. 中毒后，应立即催吐，催吐后需多饮水促进毒物排出。刺激咽喉部位进行催吐。需要注意的是，当病人昏迷时不能进行催吐。

2. 注意安抚患者情绪，及时拨打"120"等待救援。

三 预防

1. 学会识别夹竹桃。

2. 在公园或者绿化带看到夹竹桃花时，不要久闻或去采摘枝条和花朵，不要接触夹竹桃植株，以免夹竹桃的汁液或者花香对人体造成伤害。

3. 由于夹竹桃毒性较大，不宜作为室内盆栽来养殖。

4. 如果不慎接触了夹竹桃枝叶的汁液，要及时洗手。

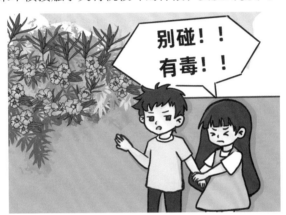

水仙中毒

水仙又名雅蒜、天葱、金盏银台，是石蒜科多年生草本植物。水仙全株有毒，其鳞茎内含有拉丁可毒素，毒性很强，尤其是叶和花的汁液。

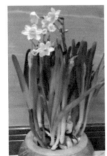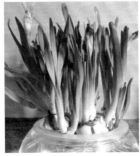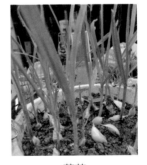

水仙   蒜苗

一 中毒表现

1. 水仙叶和花的汁液经皮肤接触后致红肿、奇痒。

2. 水仙的汁液，不小心进入眼里，会导致眼部受伤。

3. 水仙花的花香没有毒，但花粉可导致少数过敏体质的人出现过敏。

4. 误食后会导致恶心呕吐，腹痛、腹泻、出汗、体温上升，重者昏睡、虚弱、抽搐，甚至昏迷，呼吸抑制，多器官功能衰竭等。

二 急救措施

1. 水仙中毒尚无特效解毒药，发现中毒后可立即服用温清水自行催吐，也可服用纯牛奶、鸡蛋清等保护胃黏膜，并尽快拨打"120"急救。

2. 尽快到医院，进行催吐、洗胃、导泻等处理。

三 预防

不要在卧室放置水仙花，水仙发出的幼苗与蒜苗或韭菜很像，不要将水仙与蒜苗或韭菜放置在一起，避免造成误食。

滴水观音中毒

滴水观音又名海芋，属于南天星科植物，是一种可清除空气灰尘的常见家庭观赏植物，有毒。滴水观音之所以会被误食，主要是因为它长得与芋头很像，不仅叶子相像，连球茎都相像。注意滴水观音和芋头相鉴别，如下图：

一 中毒表现

误碰或误食后均可引起中毒，表现为皮肤黏膜刺激反应（口感苦涩、麻辣，黏膜水肿；皮肤发红、刺痛、瘙痒），严重时可造成心肝、肾等多脏器损伤。

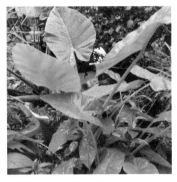

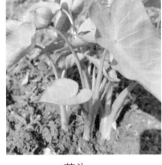

滴水观音　　　　　　　　　　芋头

二　急救措施

滴水观音中毒无特效解毒剂，中毒后应立即按照食物中毒的一般处理原则给予排毒和对症支持治疗：

1. 若出现中毒症状，应到医院行催吐、洗胃、导泻、利尿等急救措施。

2. 静脉补液，抗过敏治疗，保护肝、肾、心脏功能，维持内环境稳定。

3. 出现窒息、心力衰竭等给予相应的抢救措施。

三　预防

1. 学校及有儿童尤其是幼儿的家庭不宜种植滴水观音。

2. 公共场所种植滴水观音应竖立警示牌提醒观赏者注意禁止触碰及食用。

3. 对有毒植物保持适当距离，不要随意触摸，更不要食用枝叶果。

第六节 猫犬咬伤

大多数动物咬伤是由人类熟悉的动物（宠物）所致，常见的有狗、猫、鼠咬伤等。咬伤时，除造成局部组织撕裂损伤外，由于动物口腔牙缝、唾液内常存在多种致病菌或病毒，尤其是有丰富的厌氧菌，可造成伤口迅速感染。

狗咬伤

狂犬病毒能在狗的唾液腺中繁殖，咬人后通过伤口残留的唾液使人感染，潜伏期是指被咬伤后到首发症状出现的时期，长短不一，多数为20～90天，与年龄、伤口部位、伤口深浅、入侵病毒数量和毒力等因素相关。

被狗咬伤易感染狂犬病毒，咬伤者伤口流血，局部肿胀、疼痛，约数天到1年（有的长达数十年）后，出现怕水、怕声、怕风的狂犬病症状，常因喝水甚至闻到水声而诱发全身抽搐，极其恐惧，故又称"恐水病"。

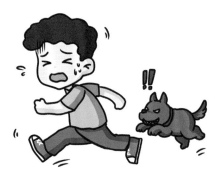

急救措施

不管能否判断有无狂犬病的可能，都必须及时进行治疗。

1. 无论什么狗咬伤，都应立即从近心端向伤口处挤压出血或用吸奶器或火罐将伤口内的血液和毒液吸出。

2. 用肥皂水反复清洗伤口，尤其是伤口深部，及时用流动清水冲洗。

3. 注意敞开伤口，避免包扎伤口。

4. 尽快送往医院或疾病预防控制中心注射狂犬疫苗及免疫血清、破伤风抗毒素等，并进行观察、隔离、治疗。

猫咬伤

伤口局部红肿、疼痛，易于感染，严重的可引起淋巴管炎、淋巴结炎或蜂窝织炎。如猫染有狂犬病毒，后果更严重。

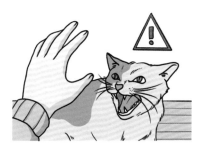

急救措施

1. 用肥皂水反复清洗伤口，尤其是伤口深部，及时用流动清水冲洗。

2. 伤口处理完之后需要接种狂犬病疫苗及狂犬病被动免疫制剂，还需接种破伤风疫苗等预防破伤风。

鼠咬伤

鼠咬伤的伤口很小，易被忽视。然而老鼠能传播多种疾病，如流行性出血热、鼠咬热、钩端螺旋体病、鼠斑疹伤寒和鼠疫等。

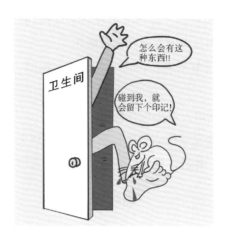

急救措施

1. 立即用流动水和肥皂水冲洗伤口，把伤口内的污血挤出。

2. 尽快到医院就诊。

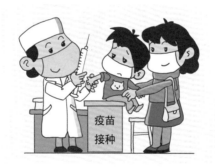

动物咬伤预防

最好的处理方法是采取预防措施，以降低动物咬伤的风险，具体如下：

1. 在接近不熟悉的动物时，了解其行为和情绪状态，以避免激怒它们。

2. 不要捉弄或惊吓动物，尤其是在它们正在进食、哺育幼崽或感到危险的情况下。

3. 应对宠物接种相关疫苗；对宠物定期进行训练和社交化，以减少攻击行为的可能性。

第七节 蛇咬伤

蛇咬伤指被蛇牙侵入机体，特别是通过蛇牙或在蛇牙附近分泌毒液的蛇咬入后所造成的伤口。

一 常见毒蛇

我国有毒蛇50多种，有剧毒、危害性大的主要有10种，如眼镜王蛇、金环蛇、眼镜蛇、五步蛇、银环蛇、蝰蛇、蝮蛇、竹叶青蛇、烙铁头蛇、海蛇等。这些毒蛇夏、秋季出现在南方森林、山区、草地中，当我们日常在散步、野外露营时易被毒蛇咬伤。

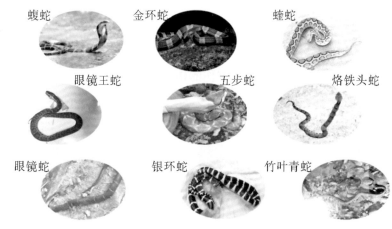

蝮蛇　　　　　金环蛇　　　　　蝰蛇

眼镜王蛇　　　　　五步蛇　　　　　烙铁头蛇

眼镜蛇　　　　　银环蛇　　　　　竹叶青蛇

二 蛇咬伤的识别

1. 有毒蛇与无毒蛇的鉴别：

（1）有毒蛇：一般头大颈细，头呈三角形，尾短而突然变细，体表花纹比较鲜艳。

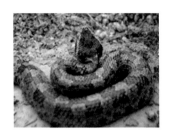

（2）无毒蛇：一般头呈椭圆形，尾部细长，体表花纹多不明显。

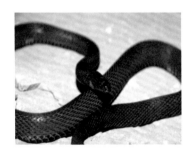

2. 伤口的鉴别：

（1）无毒蛇咬伤后，无牙痕，或有两列对称的细小牙痕，呈"八"状。

（2）毒蛇咬伤后，毒蛇咬伤的伤口表皮常有一对大而深的牙痕或两列小牙痕上方有一对大牙痕（呈".."或"："状）。

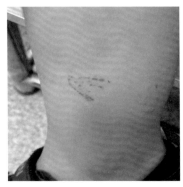

无毒蛇牙痕

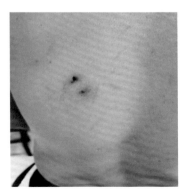

有毒蛇牙痕

三 临床表现

1. 神经毒：局部症状表现轻微，仅有微痒和轻微麻木，无明显红肿，疼痛较轻或感觉消失，可表现为头晕、视物模糊、四肢无力、恶心、胸闷、眼睑下垂、语言不清、吞咽和呼吸困难等；重者迅速出现呼吸衰竭和循环衰竭，甚至死亡。

| 神经毒 | 金环蛇　银环蛇　海蛇 |

2. 血循环毒：局部明显肿胀，伤口剧痛，伴水疱、出血、咬痕斑和局部组织坏死，肿胀迅速向肢体近端蔓延，局部淋巴结肿痛；可表现为头晕、恶心、呕吐、胸闷、气促、口干、出汗、发热等，严重者可出现内脏广泛出血、贫血、血尿、心肌损害、心律失常，甚至发生急性肝衰竭、心力衰竭、急性肾损伤、休克等。

| 血循环毒 | 五步蛇　蝰蛇　竹叶青蛇 |

3. 混合毒：同时出现神经毒和血循环毒的症状，但如眼镜蛇和蝮蛇的混合毒，对神经和血液循环的作用各有偏重。

| 混合毒 | 蝮蛇　眼镜蛇　眼镜王蛇 |

四 急救措施

如果无法判断蛇是否有毒，可按毒蛇咬伤进行如下急救处理。

1. 镇定：尽量保持冷静，避免慌张、奔跑，以免加速毒液吸收和扩散。切记严禁用口吮吸伤口。

2. 脱离：脱离蛇的攻击范围，避免再次被蛇咬伤。

3. 认蛇：尽量记住蛇的基本特征，如蛇形、蛇头、蛇体和颜色等，有条件时可以拍照，以便医师早期识别蛇的种类及选择抗蛇毒血清。

4. 解压：被毒蛇咬伤后，肢体远端会迅速肿胀。要及时去除可能引起肢体肿胀加剧的物品，如手表、较紧的衣袖和裤袖、鞋子等，以免加重局部损伤。

5. 呼救：呼叫"120"，尽快将伤者送到医院。

6. 制动：建议伤者停止身体活动，尤其是受伤肢体，可用夹板固定伤肢，以保持制动。

7. 包扎：绷带加压固定是唯一推荐用于神经毒型蛇咬伤的急救方法。

8. 止痛：如有条件，可服用对乙酰氨基酚或阿片类药物口服局部止痛，不要饮用含酒精和咖啡的饮料。

9. 复苏：如病人意识丧失、呼吸心跳停止，立即进行心肺复苏。

五 预防

1. 在山区、林区的房屋周围环境要彻底铲除杂草，清理乱石，堵塞洞穴，消灭毒蛇的隐蔽场所。

2. 尽量不到茂盛草丛玩耍，注意观察周围情况，及时排除隐患。野外游玩时应穿长袖、长裤及鞋袜。

3 如果遇到毒蛇时不要惊慌失措，注意躲避，寻找机会拾起树枝自卫及驱赶。

4. 提前在四肢涂擦防蛇药液及蛇伤解毒片粉末，均能起到预防蛇咬伤的作用。

第八节　昆虫蜇伤

蜂蜇伤

蜂蜇伤是指蜜蜂和黄蜂（又称马蜂）等的尾部毒刺蜇入皮肤后，注入毒素而引起的局部或全身反应。夏秋季较易发生。

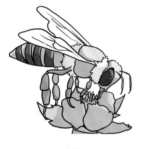
蜜蜂

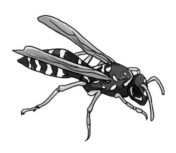
黄蜂

■ 临床表现

1. 常发生于暴露部位，如头面、颈项、手背和小腿等。

2. 轻者仅出现局部疼痛、灼热、红肿、瘙痒，少数形成水疱，数小时后可自行消退，很少出现全身中毒症状。

3. 黄蜂或群蜂多次蜇伤伤情较严重，局部肿痛明显，可出现蜇痕点和皮肤坏死，全身症状有头晕、头痛、恶心、呕吐、腹痛、腹泻、胸闷、四肢麻木等；严重者可出现昏迷、休克、多器官功能障碍。

4. 对蜂毒过敏者，即使单一蜂蜇也可引发严重的全身反应，可表现为荨麻疹、喉头水肿、支气管痉挛、窒息、肺水肿过敏性休克。

二 急救措施

1. 判断何种蜂蜇伤，简单病情评估。

2. 保持镇静，限制活动，适当的冰敷，减少毒素吸收。

3. 处理伤口：

一拔：暴露蜇伤处，用消毒的针挑出或用卡片刮出螫针。避免用钳子取出，以防因挤压毒囊而有更多毒液吸入。

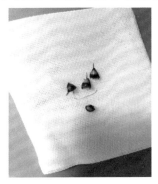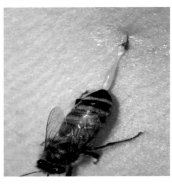

二涂洗：蜜蜂毒液为酸性，可用肥皂水、5%～10%碳酸氢钠溶液（小苏打）洗敷伤口。胡蜂毒液为碱性，可用食醋、稀盐酸冲洗伤口；当伤口局部红肿，疼痛剧烈，还可用冷水浸透毛巾敷在伤处，减轻肿痛，蛇药片加温水调和后外涂局部及周围，每天2～3次。

三及时就医：如果发现被蜇后全身立刻呈现皮疹，出现呕吐、头晕、头痛、呼吸困难等情况，需立即拨打"120"就近送医院抢救。

注意事项：禁止用红药水或碘酊搽抹，会加重肿胀；禁止用泥土涂抹伤口，会增加感染风险。

三 预防

被蜂群攻击，应尽快用衣物包裹暴露部位，可蹲伏不动，不要迅速奔跑，更不要反复拍打。

野外玩耍时应穿合适的衣服（不要穿颜色鲜亮的衣服，不要穿暴露过多的衣服，可以穿一些户外活动的衣服、戴帽子、手套）。

不要随意触动马蜂巢。

蜈蚣咬伤

蜈蚣多生活在腐木、石缝等阴暗潮湿的地方，当人被咬伤时，其毒液通过蜈蚣的爪尖端注入人体。

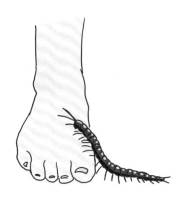

一 临床表现

被咬伤者局部红肿、疼痛，可出现水疱甚至局部坏死，同时伴有发热、恶心呕吐、头痛头晕，严重者出现昏迷、休克等。

二 急救措施

立即用肥皂水、石灰水等碱性液体冲洗伤口，以中和蜈蚣的酸性毒液。冲洗后包扎，切勿用碘酊或红汞涂抹伤口。

如在野外被咬伤，可用鲜桑叶、鲜蒲公英或鱼腥草捣烂外敷。

若伤口处疼痛剧烈，可酌情口服止痛片，伤口周围可用蛇药片溶化涂敷。

三　预防

定期清除居住环境周围的废物、垃圾，保持室内干燥，并定期施放杀灭蜈蚣的药物。

隐翅虫皮炎

隐翅虫皮炎是皮肤接触隐翅虫体内毒液后所引起的急性炎症反应。隐翅虫属昆虫纲蚁形甲虫，体长0.6～0.8 cm，头、胸、腹部为黑色和橘红色相间。

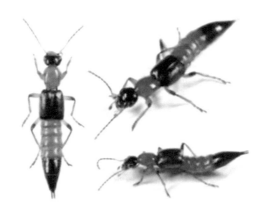

一　临床表现

1. 皮损常发生于露出部位。搔抓或拍死压碎隐翅虫后，毒液释放，在接触部位出现点、片状或条索状红斑，伴渐有灼热疼痛感。

2. 随后红斑上出现密集的丘疹、水疱，后发展为脓疱或呈灰褐色坏死，灼痛明显。在皮疹周围可出现鲜红色丘疹或水疱，搔抓后出现糜烂面。

3. 1～2周后脱痂而愈，留有色素沉着或浅瘢痕。皮疹广泛时可有发热、头痛、恶心、淋巴结肿大等全身症状。

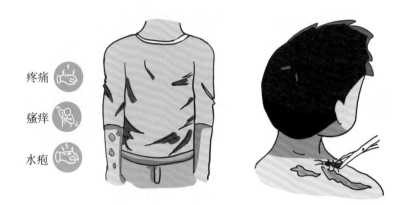

疼痛

瘙痒

水疱

二 急救措施

若碰到隐翅虫腐蚀皮肤，不要过于恐慌，不要抓挠伤口，用肥皂水、清水清洗后立即就医。

三 预防

1. 郊外草丛茂盛处游玩时，做好防护，尽量穿长袖衣裤。

2. 打扫室内外卫生，清除房屋内及四周的朽木、废料、杂草和垃圾，捣毁隐翅虫的栖息地和滋生场所，必要时可喷洒适量的杀虫气雾剂。

3. 在家中安装纱门、纱窗、蚊帐，防止隐翅虫飞入。

4. 隐翅虫喜欢昼伏夜出，有趋光性，晚上在灯光下学习、工作时，要关好门纱窗。尽量不"摸黑"玩手机，以免吸引隐翅虫。

5. 如果隐翅虫趴在身上，千万不要去拍打它，可用扇子之类的东西把它拂开。

第九节　警惕新型毒品的花式伪装

关于毒品，你会想到什么？鸦片、冰毒、摇头丸？像药丸、面粉还是白色晶体？近年来，一些不法分子为了掩人耳目，将毒品伪装成形形色色的"物品"，这些新型毒品具有极强的隐蔽性和迷惑性，你能认出"它们"吗？下面让我们一起来了解一下，以防上当受骗。

一　花式新型毒品类型

（一）听话水

"听话水"。又称为"液态快乐丸""迷奸水"或"液体迷魂药"等，学名为 γ-羟基丁酸（GHB），是一种无色、无味、无嗅的中枢神经系统抑制剂，尝起来有咸味，可溶于水或饮料中，临床主要用作麻醉剂。

（二）聪明药

"聪明药"莫达非尼是中枢神经兴奋剂，为一类精神病药，具有强烈的觉醒作用。常被误认为能帮助集中注意力，提高学习工作效率。

（三）邮票

"邮票"，学名为麦角二乙酰胺（LSD），主要是LSD吸附吸墨纸上，若不慎舔食，毒品即可通过口腔黏膜吸收。吸食会使人心跳加速、血压升高，并出现急性精神分裂和强烈的幻觉，对周围的声音、颜色、气味及其他事物敏感性畸形增大，判断力、自控力变弱或消失，过量吸食可能产生极度焦虑和精神错乱，并出现自残或伤害他人等暴力行为。

（四）跳跳糖

"跳跳糖"与学校门口卖的小零食包装相似，遇水即溶，一般以水冲泡使用，这种新型毒品与各种饮品混合后口味不发生变化，服用后让人的大脑长时间处于兴奋状态。

（五）奶茶包

"奶茶包"一般为粉末状，即冲即饮，遇水即溶，包装外形跟我们平时买的奶茶包差不多，冲了以后也有浓浓的奶茶香，一般人分辨不出。但它含有冰毒、氯胺酮、摇头丸等成分，喝下会产生一种难以形容的腾云驾雾般的感觉，长期饮用会降低人体免疫系统功能，更严重的还会引起神经中毒反应，损害人体的大脑、心脏、肾脏等，甚至导致死亡。

（六）可乐

"可乐"，由冰毒、摇头丸、氯胺酮等毒品混合而成的新型毒品。其通常与食品混合，喝完会产生幻觉，全身高热发狂。

（七）"上头"电子烟

"上头"电子烟的外观与普通电子烟不易区分，但犯罪分子在电子烟油中添加了合成大麻素、依托咪酯等成分，实际上是一种新型毒品。吸食后可出现手抖、眩晕、站立不稳、东倒西歪，类似醉酒状态。如果大剂量吸食，还会出现脾气暴躁和影响人的情绪、思维、意志行为的精神障碍，甚至可能造成呼吸停止等严重后果。

二 如何预防毒品侵害

与传统毒品不同，新型毒品更具有伪装性、隐蔽性和迷惑性，广大群众尤其是青少年要注意防范，小心掉入"毒坑"。

认识毒品的类型和危害。尤其要了解清楚新型毒品的伪装，以便快速识别毒品、拒绝毒品。

谨慎交友，远离有不良习惯的朋友。当身边的朋友向你推荐疑似毒品的新东西，一定要找借口拒绝。

娱乐、狂欢、宣泄要有节制。尽量不去夜店、KTV、酒吧等人员复杂、环境嘈杂的娱乐场所，这些地方出现毒品的风险较高，一不小心就容易受到毒品的危害。

不能抱有盲目好奇和侥幸心理。吸毒是一条不归路，只要沾上毒品就会影响终身。

不要随便接受陌生人给的食物、饮品和香烟等。长时间离开视线的饮料、食物最好不要再继续食用。认识的人也要注意保持警惕。

保持积极向上的心态。不要因为生活或学习上的挫折而用毒品来麻醉自己，有问题可以多向身边的朋友和亲人倾诉。

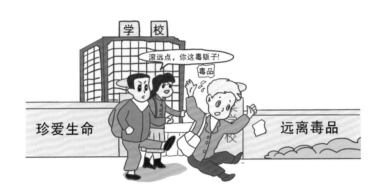

第八章　生活中的急救知识

第一节　肌肉拉伤

一　原因

肌肉在运动中急剧收缩或过度牵拉，承受超过自身结构强度的作用力时，会导致肌肉结构损坏、撕裂，甚至完全断裂。常因训练方式错误、肌力不均、肌肉过度紧绷、过度拉伸、场地器械不良等因素引起。

二　临床表现

肌肉拉伤主要表现为肌肉疼痛，皮肤有瘀青或肿胀，活动受限。典型的症状：突然发生的肌肉酸痛、拉伤部位活动受限、皮肤瘀青或变色、局部肿胀、肌肉僵硬及肌肉痉挛、站立行走或扭动时疼痛加剧等。

三　急救措施

应急处理需要遵循RICE原则。

休息——"rest"

立即停止导致肌肉拉伤的活动。如果继续进一步用力将会导致肌肉的撕裂扩大，最终将会导致更严重的伤害。

冰敷——"ice"

在疼痛肿胀的部位冰敷，保持15～20分钟，可以每2～3小时重复一次。冰敷可以减少急性扭伤后的肿胀和皮下出血，同时还能使痛觉神经的传导变慢，产生有效的止痛效果。

包扎——"compression"

对伤处进行加压包扎。这是急救处理方法中最重要的部分之一。可控制受伤部位避免再次受伤，同时能有效地减少受伤处的肿胀和出血。早期不宜做按摩和理疗，避免加重出血和组织的渗出，使肿胀加重。

抬高——"elevation"

受伤部位抬高到心脏以上有助于促进血液及组织液回流，有减轻肿胀、止血、镇痛的作用。

注意：肌肉拉伤需要及时就医（如腰部肌肉拉伤），如果拖延时间太长，可能造成肌肉劳损，延误最佳治疗时机。

第二节 肩关节损伤

一 原因

当肩部受到外力创伤时（多为间接暴力），肩部关节与骨骼发生错位，使骨骼被迫离开了正常位置，如肩关节脱位。

二 临床表现

1. 伤肩肿胀，疼痛，关节活动受限。
2. 常需以健手托患臂，头和躯干向患侧倾斜。
3. 患肢呈方肩畸形状。
4. 患侧手掌不能搭在对侧肩部。

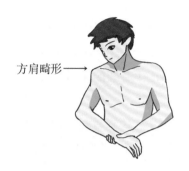

方肩畸形 ⟶

肩关节前脱位，方肩畸形

三 急救措施

肩关节韧带丰富，暴力脱位可引起撕脱骨折，应在完善肩关节影像学检查的前提下，选择适当麻醉、镇痛治疗，在专业医务人员操作下尽快复位，禁用粗暴手法以免发生骨折或损伤神经等附加损伤。

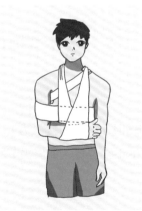

肩关节脱位复位后固定法

复位后，患处肩关节应在专业医务人员的指导下使用三角巾、绷带或石膏固定于胸前，3周后开始逐渐做肩部摆动和旋转等康复活动。

有少数肩关节脱位经医师评估后可能需要手术复位（如合并骨

折、神经血管损伤等）。

部分肩关节脱位经医师评估后可能需要手术复位。

第三节　腰扭伤

一　原因

以急性腰扭伤较常见，多发生于体育运动者、弯腰搬重物者、久坐缺乏腰背肌锻炼者等，在运动或劳动时腰部软组织（肌肉、筋膜、韧带、关节囊、滑膜等）出现的急性损伤或者腰椎小关节错位，从而引起腰背部疼痛及功能障碍。

二　临床表现

通常伤后立即出现下腰部疼痛，活动后加重，休息后疼痛减轻但不会消除。咳嗽、大声说话、腹部用力时均可使疼痛加重。近半数急性腰扭病人者有放射性或牵扯性神经痛，其疼痛部位多在臀部、大腿后部、大腿根部前内侧等处。

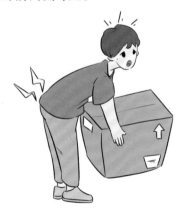

三　急救措施

1. 制动。

2. 卧床休息。

3. 冰敷（24～48小时内）和热敷（48小时后）。

4. 止痛等对症处理。

5. 及时就医。

第四节　踝关节扭伤

一 原因

踝关节扭伤即我们常说的崴脚，是最常见的关节损伤，常发生在行走或活动过程中，踝关节因活动超过其正常的活动范围，而引起踝关节周围软组织（韧带、肌腱、关节囊等）损伤。

二 临床表现

踝关节扭伤后立即出现扭伤部位的疼痛和肿胀，随后出现皮肤瘀斑。严重者患足因为疼痛肿胀而不能活动。此时应及时医院就诊明确有无关节骨折及关节韧带损伤。

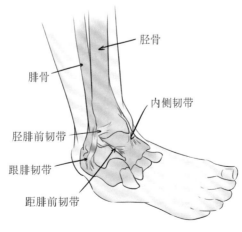

胫骨

腓骨

内侧韧带

胫腓前韧带

跟腓韧带

距腓前韧带

踝关节损伤

三 急救措施

1. 休息、制动：保护受伤关节，避免发生二次损害。

2. 冰敷：急性损伤24~48小时内，宜选择局部冰敷，甚至可延长至72小时。

3. 抬高患肢：促进静脉血液回流，利于消肿。

4. 尽快医院就医并遵医嘱行肢体功能锻炼。

第五节　烧烫伤

一 原因

烧烫伤是各种热源、光电、放射线等因素所致的人体组织损伤，本质是蛋白质变性。热源包括：热水、热液、热蒸汽、热固体或火焰等。烧烫伤是常见的突发意外损伤，轻微的烧烫伤一般预后良好，大面积烧伤者，病情危重，需紧急救治。

二 临床表现

①创面疼痛；②创面发红，或水泡形成、发黑坏死；③头面颈部损伤时可出现呼吸困难；④口渴；⑤意识障碍等。

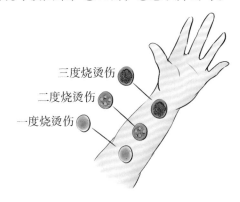

三 急救措施

1. 热力烧伤：

（1）冲：除有接触水的禁忌外，使用流动水冲洗。

（2）脱：尽快脱去着火或沸液浸湿的衣物，特别是化纤衣服，以免着火或衣服上的热液继续作用，使创面加深；脱去烧烫过的衣物时，切忌粗暴剥脱，以免造成皮肤撕脱伤。

（3）泡：将患处浸入常温或冷水中。

（4）盖：使用清洁布料或敷料覆盖创面，防止二次损伤。

（5）送：立即到有烧伤救治能力的医院诊治。

2. 化学烧伤：烧伤严重程度酸碱的性质、浓度及接触时间有关，因此无论何种酸碱烧伤，均应立即用大量清洁水冲洗至少30分钟，一方面可冲淡和清除残留的酸碱，另一方面作为冷疗的一种方式，可减轻疼痛，注意用水量应足够大，迅速将残余碱从创面冲净，头面部烧伤应首先注意眼，尤其是角膜有无烧伤，并优先冲洗并及时急诊救治。

常见误区：涂抹牙膏、猪油等。

第六节　溺　水

一 原因

溺水是指淹没或沉浸在水或其他液性介质中引起呼吸系统损伤导致窒息、缺氧甚至死亡。

二 临床表现

1. 窒息导致全身缺氧，可引起心跳、呼吸骤停，脑水肿。

2. 肺部吸入污水可引起肺部感染、肺损伤，吸入刺激性气体可引起肺水肿等。

3. 淹溺于粪坑、污水池和化学物质储存池等处，还会伴有相应的皮肤、黏膜损伤和全身中毒症状。

三 急救措施

原则：现场急救，拨打"120"转运医疗机构救治。

意识丧失者评估启动心肺复苏流程。

意识清醒溺水者，安抚及安置其保持较为舒适的体位；守在溺水者身旁，密切观察其生命体征，直至急救人员赶到。如有条件，可为溺水者脱下湿衣物，盖上干净衣物以保暖。

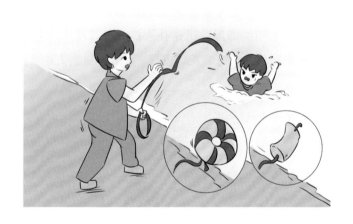

第七节　中　暑

一 原因

在高温环境下长时间暴露或强体力劳动，引起水和电解质丢失过多、体温调节障碍引起的热损伤性疾病，可导致永久性脑损伤、肾衰竭，严重者可危及生命。

二 临床表现

先兆中暑：口渴、乏力、多汗、头晕、目眩、耳鸣、头痛、恶心、胸闷、心悸、注意力不集中等表现，体温可正常或略高，不超过38℃。

轻症中暑：面色潮红、苍白、烦躁不安、表情淡漠、恶心呕吐、大汗淋漓、皮肤湿冷，脉搏细数，血压偏低，心率加快，体温轻度升高。

重症中暑：痉挛、惊厥、昏迷等神经系统表现，或高热（体温超过40.5℃）、休克等。

三 急救措施

原则：转送医院，及时降低核心体温和防止器官功能衰竭。

快速、有效、持续降温；迅速补液扩容，若难以口服时需静脉补充液体；控制躁动及抽搐，及时拨打"120"将病人送入院。

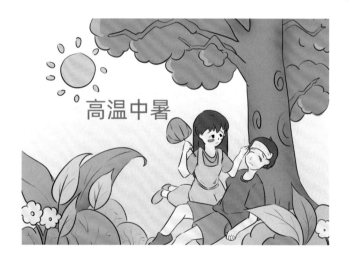

高温中暑

第八节　电击伤

一 原因

安全用电知识的缺乏；违规安装和维修电器、电线；电线上悬挂衣物；意外事故中电线折断落到人体；雷雨时树下躲雨或用铁柄伞而被闪电击中等。

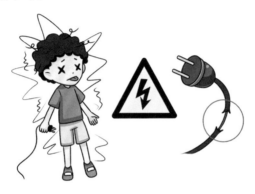

二 临床表现

1. 轻者仅出现痛性肌肉收缩、惊恐、面色苍白、头痛、头晕、心悸等。重者可导致意识丧失、休克、心跳呼吸骤停。

2. 低电压所致的烧伤，伤面小，呈椭圆形或圆形，焦黄或灰白色，干燥，边缘整齐，与健康皮肤分界清晰；高压电击的严重烧伤常见于电流进出部位，皮肤入口灼伤比出口严重，进口与出口可能都不止一个，烧伤部位组织焦化或炭化。

3. 可出现一系列并发症和后遗症，如高钾血症、急性肾损伤、失明、耳聋、周围神经病变、上升性或横断性脊髓病变和侧索硬化症，亦可发生肢体瘫痪或偏瘫等。

三 急救措施

1.脱离电源：确保现场救助者自身的安全。在第一时间切断电源，或用绝缘物（干燥的木器、竹竿、橡胶制品和塑料制品等）使触电者与电源分离，或采取保护措施将伤者搬离危险区。

2.心肺复苏：对心跳、呼吸骤停者立即行心肺复苏。

3.处理外伤：对有明显电灼伤或合并其他部位损伤的患者，注意保护创面，防止污染和进一步损伤。

4.及时求救：及时拨打"120"紧急求救。

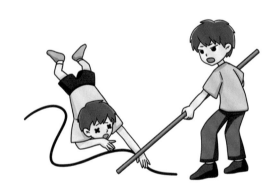

四 如何防触电

1. 加强自我保护与相互保护意识，熟知安全用电知识和安全抢救方法。

2. 电器的安装和使用必须符合标准，定期检查和维修。

3. 严禁私拉电线和在电线旁晒衣被，家中可使用触电保护器。

4. 雷雨时不能在高压电线附近作业，不得靠近避雷器，不要在树下避雨，不撑铁柄伞，避免停留在高地，家中切断外接天线。

第九章 突发事件的自救

第一节 踩踏事件

踩踏事件指大量人流在拥挤空间活动时，由于某种因素发生秩序混乱，导致人群互相推挤踩踏，造成伤亡的事件。

一 成因与致伤机制

踩踏事件的发生多因重大活动或聚会，现场人数众多，如突发意外情况，缺乏疏导管理，秩序极度混乱，人群惊恐慌张，失去控制，此时的个人在人流的漩涡中很难控制自己，一旦有人摔倒，就会像多米诺骨牌一样发生连锁效应，导致严重踩踏事件发生。主要致伤因素有撞击、挤压、碾挫等，这些因素可单独发生在某个伤员身上，也可能几个致伤因素同时作用于一个伤者，造成身体多处受伤。若伤者在早期得不到及时有效救助，混乱中遭受反复踩踏，伤情可能不断加重，甚至导致死亡。

窒息是踩踏事件中最主要的死亡原因。在受到暴力挤压时，人的胸廓活动不能顺利扩张和收缩，导致伤员呼吸受限，严重时出现呼吸困难、窒息。

二 踩踏事件预防

任何事故的发生，预防才是重中之重。大型活动前周密的部署、场地设施的完善是预防踩踏事件发生的关键。

凡是人群拥挤、稠密的场所，其设施一定要符合安全、牢固、科学的要求。大型集会的现场组织者，要制定严密的管理措施及突发事件预案，确保现场秩序井然，避免骚动。一旦出现突发意外情况，组织人群按预案进行快速疏散，采取果断有力的措施，有效控制事态扩大和发展。

个人参加大型活动，须注意观察安全出口的位置和疏散通道，牢记箭头指示的疏散方向。

三 个人自救

1. 面对混乱的场面，良好的心理素质是顺利逃生的重要因素，力争做到遇事不慌。

2. 若发现大批人群朝自己过来，不要在人群拥挤的地方停留，不要逆流而行，不要随意弯腰系鞋带、捡东西。需尽量避开，尽可能向侧方移动，移出人流，或躲在一旁，或蹲在附近的墙角下，稳住重心，防止摔倒；待人群疏散后离开。如果可以，抓住身边牢固物体。

3. 若无法避开人流，则应双手交叉抱于胸前，保留安全间隙，避免胸肺受到挤压，保持呼吸顺畅并尽量保持身体平衡，随人流而动，如果身材矮小，还应踮起脚尖，看清前面情况，避免被盲目挤来挤去而摔倒。

4. 看到他人摔倒，不再前行并大声呼救，告诉后面的人不要前进。

5. 一旦被挤倒，应立即采取自我保护措施，不要惊慌，立即侧卧，身体缩成虾状，双手紧抱头部，这样可以减少可能被踩踏的面积，并有效保护人体最柔软的部位：颈部、胸部和腹部。等人群过后，要迅速爬起离开。

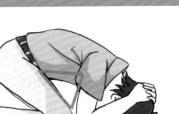

6. 如果你已经被挤倒且无法侧卧，那也要尽量呈肘膝位，双手抱头，双肘尽量支撑身体，腰向上呈弓形，以尽量保护头、颈、胸、腹部等重要部位。

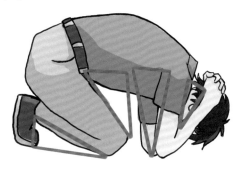

第二节　火灾灾害

火灾是严重威胁人民生命安全和社会发展的主要灾害之一。常发生在商场、影剧院等公众聚集场所，工矿企业，家庭和居民聚集区，也发生于车辆、地铁、轮船等交通工具引起的灾害。

一 致伤机制

火灾可通过直接伤害和间接伤害造成人体损伤。直接伤害包括火焰烧伤和热烟灼伤。间接伤害是指火灾引起烟气爆炸、坍塌、中毒等，对人体造成伤害。

在火灾现场，通常伴有烟雾，当人吸入高温的烟气，就会灼伤呼吸道，导致组织水肿、分泌物增多，阻塞呼吸道，造成窒息。此外，伴随燃烧会生成大量的有毒气体，如 CO、NO、CO_2、SO_2、H_2S。吸入有毒气体后可强烈地刺激人的呼吸中枢和影响肺部功能，引起中毒性死亡。

二 火灾现场救援

1. 及早发现和处理初期火灾极为重要。发生火灾时，应报警和灭火同时进行。如果火灾处于初起阶段，燃烧面积很小，自己有把握将火扑灭，就应立即采用快速有效的方法将火扑灭。如果火势已很大，自己难扑救，就应当立即逃生。

2. 拨打"119"报警电话时需保持冷静，简明扼要地讲清楚失火地点、燃烧的物质、火势大小、人员被困、联络人信息等情况，待接线员确认信息完整后再挂断电话，以便随时联系，并保持电话通畅。若有条件，应派人在附近交通要道口等候，引导消防车迅速到达火灾现场。

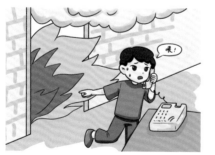

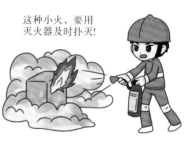

这种小火，要用灭火器及时扑灭!

3. 灭火时应注意切断通向火场的电源、燃气源，同时应转移火场附近的易燃易爆危险物品，转移不了的应设法降温冷却。

4. 发生火灾后不要为穿衣、找财物而耽误逃生的时间。不要返回火场。

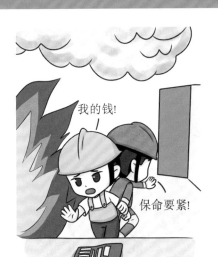

5. 需迅速选择与火源相反的安全通道撤离，不要乘坐电梯。撤离时需听从指挥，切莫独自行动。

6. 若遇浓烟时，应尽量放低身体或爬行，有条件可戴防毒面具，或用湿巾、手帕、衣物等捂口鼻，千万不要直立行走，以免窒息。

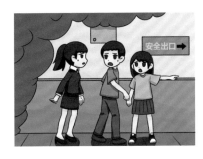
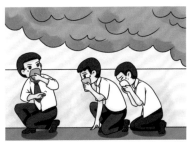

7. 衣服着火时迅速将衣服脱掉或撕脱，若无法脱掉衣服，应赶快在地上翻滚使火熄灭。

8. 如楼梯虽已起火，但火势不猛烈时，可披上用水浸湿的衣裤或者被单由楼上快速冲下。如楼梯火势相当猛烈时，可利用绳子或把床单撕成条状连接起来，一端挂在牢固的门窗或其他重物上，然后顺着绳子或布条滑下。逃离火场不要乘电梯，防止电梯的电路等被火烧坏而被困在电梯内遇险。

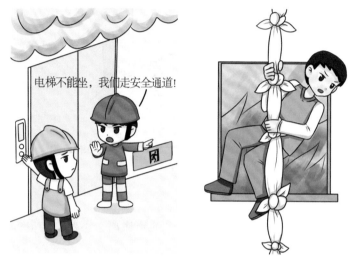

9. 如各种逃生之路均被切断，应退居室内，采取防烟堵火措施。应关闭门窗，并向门窗上浇水，以延缓火势蔓延过程。还要用多层湿毛巾捂住口鼻，搞好个人防护。同时，可向室外扔小东西，在夜晚则可向外打手电，发出求救信号。

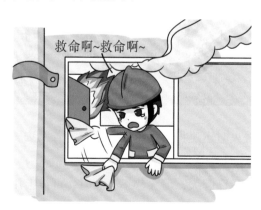

火灾预防

火灾预防大于补救。需做到以下几点：

1. 保持安全通道通畅。不在走廊、楼梯间堆放杂物，尤其是可燃物。

2. 安全用电。购买和使用合格的家用电器等，并定期检查、保养。不随意改装线路，不超负荷用电。电器不要长时间通电，用完应切断电源。电动车及其电瓶不入户，不上楼。

3. 燃气设备定期检查保养，做饭时不离人。一旦发现煤气泄漏，应立即关闭气阀和炉具开关，并打开门窗，切勿触动电器开关和使用明火，切记不要在燃气泄漏场所拨打电话。

4. 不卧床或躺在沙发上吸烟，不随意乱扔烟头。

5. 取暖设备远离可燃物。

6. 定期做好消防器材检查、维护，确保消防器材处于备用状态。不占用消防通道。

7. 不携带火种进入林区。

第三节 洪涝灾害

洪涝灾害包括洪水灾害和雨涝灾害两类。其中，由于强降雨、冰雪融化、冰凌、堤坝溃决、风暴潮等原因引起江河湖泊及沿海水量增加、水位上涨而泛滥以及山洪暴发所造成的灾害称为洪水灾害；因大雨、暴雨或长期降雨量过于集中而产生大量的积水和径流，排水不及时，致使土地、房屋等渍水、受淹而造成的灾害称为雨涝灾害。由于洪水灾害和雨涝灾害往往同时或连续发生在同一地区，有时难以准确界定，统称为洪涝灾害。

一 致伤机制

洪涝灾害可对人体造成各种伤害，甚至可能危及生命。其主要致伤机制包括：

1. 淹溺：淹溺是洪灾造成人员死亡的主要因素。人被洪水淹没造成窒息，可迅速死亡。

2. 撞击：洪水往往流速较快，并且携带大量的石头、树木及其他大块物体，很容易造成水中的人员受伤。大件物体坠落也可造成人体砸伤。

3. 挤压：建筑物倒塌使人受到挤压，可造成肢体受压、骨折甚至毁损。

4. 寒冷：长时间在水中浸泡可致体温下降。。严重者诱发凝血障碍及心律失常而导致死亡。

5. 叮咬伤：可能被家畜、老鼠、昆虫、爬行动物等咬伤，并可能感染动物源性传染病。

二 洪涝灾害自救

1. 及时撤离到安全地带：要关注气象预报和洪水警报。在出现洪灾预警时，处于洪水下游的居民必须尽快撤离到安全的地方，如地势高处、坚固建筑物顶上。楼房内的人向高层撤离。住平房的人撤到指定避难场所。在室外，尽快离开低洼等可能被淹没的地方。

暴雨时，室内人员不要外出。检查电路、炉火等设施是否安全。关闭煤气阀和电源总开关。密切观察房屋漏雨情况和室外水势。势低处的居民可在门口放置挡水板、堆置沙袋。室外人员应停止室外活动和作业，尽快回到室内。在室外行走时，要注意观察，贴近建筑物行走，防止跌入窨井、地坑、暗井或水沟。不要在山体旁、悬崖下、沼泽地附近通行。

如果水面上涨，即使水位迅速涨高，要待在坚固的建筑物里。在建筑物尚未淹没时，可先转移到上层房间，如是平房就上屋顶。如水位看起来持续上升，应就地取材准备小木筏或漂浮物备用。

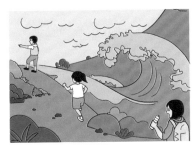
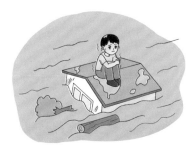
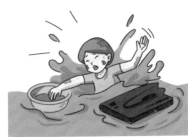
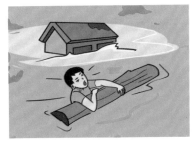

2. 落水后逃生：如果不幸落水，须保持冷静。尽量抓住身边漂浮物，如水盆、木板等，借助浮力浮在水面，寻找机会抓住建筑物、大树等固定的物体。

不会游泳者落水后应该立即屏住呼吸，放松全身，去除身上重物，尽量将头部露出水面。如果身体沉入水中，落水者可采取以下动作：双臂掌心向下，从身体两侧类似鸟类飞翔动作顺势向下划水，同时双足类似爬楼梯动作用力交替向下蹬水；当身体上浮时应冷静地采取头向后仰、面向上方的姿势，争取将口鼻露出水面；同时大声呼救。

3. 对溺水者的急救：所有施救者必须把自身安全放在首位。会游泳不等于会救人，不会游泳者和儿童更不应该下水救人。

在岸上者可向溺水者抛绳索、木板、树枝等物品。若施救者下水施救，下水前最好脱掉衣裤和鞋，去除身上重物，最好从溺水者背部将其抱住。

溺水者被救上岸后，应立即开放气道，检查呼吸。如无呼吸，则给予人工呼吸。如果溺水者心跳已停止，则开始心肺复苏。

第四节　地震灾害

地震是地球板块之间挤压碰撞，造成板块边缘及板块内部产生错动和破裂，快速释放能量，导致地面震动的自然现象。其突发性强，破坏性大，持续时间长，预测难度大，伤亡惨重，能给社会带来巨大影响。

地震后自救措施

地震发生后，要保持冷静，评估所处环境是否安全，迅速撤离到安全地方，是应急避震较好的方法。

如果所处平房或一层，且室外比较开阔，可以护住头部快速跑出室外避震，躲开高压线杆、路灯、广告牌、围墙等可能坍塌的危险物。

如果无法快速外出避震，应优先选择躲避在室内有承重墙或支撑物的地方，或者是坚固的桌子、床、茶几、沙发等家具旁。应伏地趴下，尽量蜷曲身体；低头，用衣服、枕头等护住头颈，不要压住口鼻；或抓住身边牢固的物体，防止摔倒或身体移位。

若处于高层，在逃生过程中不可使用电梯。若在搭乘电梯时遇到地震，建议将各楼层的按钮全部按下，一旦停下，迅速离开电梯，确认安全后避难。

若处于公共场所，不要慌乱涌向出口，可就地蹲下或趴在排椅下，远离具有悬挂物、玻璃柜台、玻璃门窗、摆放重物、易碎品的货架的位置。

若在学校上课发生地震，要在老师指挥下迅速抱头，躲在各自的课桌下，并在老师的指挥下有序向空旷位置转移。

若地震发生时在车内，应驾车远离立交桥、高架桥、高楼到开阔地。如果是乘客，应抓牢扶手避免摔倒，降低重心，躲在座位附近，不要跳车，等地震停止后再下车。

若地震时被压或被困在倒塌的废墟内，评估当前环境是否可能脱险。若手臂能动，应用衣服或其他布料捂住口鼻，避免灰尘呛闷发生损伤和窒息，然后逐步清除掉身体上的压埋物，争取脱离险境。若不能脱险，尽量在面部和胸部掏出一定空间，保持呼吸畅通，并用砖块、木棍和可以挪动的物品等支撑身体上方的重物，避免其进一步塌落，以扩大和稳定生存空间。

当被阻隔在深部废墟下时，要积极设法寻找和开辟逃生通道，朝着有光亮、更安全宽敞的地方移动。尽力寻找水和食物并节约食物，以延长生存时间，等待救援。

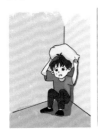
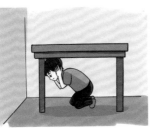
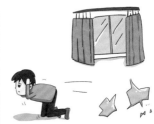
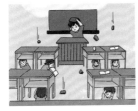
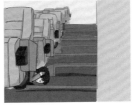
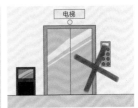

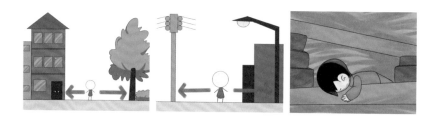

第十章　如何正确呼叫"120"

在生活中，我们可能会遇到许多突发情况，如溺水、车祸、摔伤、晕倒等紧急情况，需要拨打急救电话。"120"急救热线作为我国唯一的全国性公益紧急医疗援助服务电话，是一条维系人民群众身体健康和生命安全的生命热线。错误的呼救方式会导致急救的资源浪费，急救延迟病情加重，甚至出现更为严重的后果，造成无法挽回的损失。

那么，如何正确、有效地拨打"120"急救电话呢？

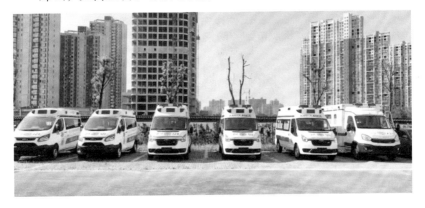

一　哪些情况需要拨打"120"急救电话？

拨打"120"急救电话需要掌握三个关键词：紧急、突发、不适合自行就医。如：

1. 突发疾病：如昏迷、休克、急性过敏、呼吸困难等。

2. 急性剧烈疼痛：如胸痛、腹痛。

3. 意外伤害：如车祸、各种意外等导致身体严重受伤。

4. 严重出血。

5. 突发事件：如火灾、溺水、触电、中毒、踩踏伤等灾害事故时。

6. 小儿高热、抽搐。

7. 短时间内原有症状明显加重的情况等。

8. 其他各种突发因素导致生命健康出现问题，需要医疗帮助时。

总之，当市民遇到有疾病、创伤、中毒等危及生命、急需抢救时，就可拨打"120"急救热线。

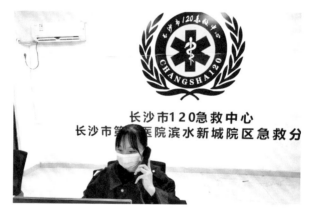

二 如何正确呼叫"120"

1. 当你拨通"120"急救电话的时候，请保持冷静，告知准确地址，尽量精确到门牌号（××街道，××小区，××楼号，××门牌号等）。如果是在室外或道路上，要说明你所在道路，或者将周边明显的建筑物，如公交车站、××超市、××银行等信息告知调度员。当你不知道位置的时候，您可以使用手机地图APP查看位置或用微信与朋友共享位置后将共享内容告知指挥调度员。

2. 简述情况。简要说明病人需要急救的情况，并告知病人最典型的症状，现场情况怎么样，以便急救人员对病人有初步的病情了解和做好急救准备。例如：病人 1 名，男性，60 岁，在家突发胸口疼，气促，大汗。

3. 告知有效联系电话。务必等"120"询问完相关信息，挂完电话后再挂机，留下随时能够联系到的联系方式。如果求救人不在现场时，尽可能提供现场人员联系方式，以便急救人员了解病人及现场情况。

三 等待急救车期间，该怎么做？

1. 确保自身安全：评估环境安全后再帮助患者脱离危险环境。

2. 采取相应的措施进行初步急救：

（1）根据调度员的指示，给予及时、有效、可行的救援。

（2）选择病人适宜的体位，保持呼吸道通畅，昏迷的病人，应将呕吐物、分泌物清除或将头偏向一侧。

（3）气道异物梗阻，运用海姆立克法等急救手法排除异物。

（4）一旦发现心跳呼吸停止，要立即行心肺复苏术。

（5）外伤病人给予初步止血、包扎、固定。

3. 确保联系畅通，避免占线。若人员充足，可安排专人在有明显标志物的接车地引导接应，以便救护车准确到达、尽早急救。

4. 提前联系好家属、物业公司工作人员、邻居等协助做好搬运准备。

5. 密切关注病人病情变化，做好就医准备。

6. 积极配合急救人员做好相关工作。

注意：在拨打"120"急救电话等待过程中，如果您因病情缓解或者其他原因取消用车，应再次拨打"120"告知，避免急救资源的浪费。

参考文献

[1] 葛均波，徐永健，王辰. 内科学[M]. 9版. 北京：人民卫生出版社，2018.

[2] 陈孝平，汪建平. 外科学[M]. 9版. 北京：人民卫生出版社，2018.

[3] 沈洪，刘中民. 急诊与灾难医学[M]. 3版. 北京：人民卫生出版社，2018.

[4] 丁文龙，刘学政. 系统解剖学[M]. 9版. 北京：人民卫生出版社，2018.

[5] 郝伟，陆林. 精神病学[M]. 8版. 北京：人民卫生出版社，2018.

[6] 贾建平，陈生弟. 神经病学[M]. 8版. 北京：人民卫生出版社，2018.

[7] 谢幸，孔北华，段涛. 妇产科学[M]. 9版. 北京：人民卫生出版社，2018.

[8] 万学红，卢雪峰. 诊断学[M]. 9版. 北京：人民卫生出版社，2018.

[9] 孙承业. 实用急诊中毒全书[M]. 2版. 北京：人民卫生出版社，2020.

[10] 中国老年保健协会第一目击者现场救护专业委员会. 现场救护第一目击者行动专家共识[J]. 实用休克杂志（中英文），2019，3（6）：359-372.

[11] 中华医学会急诊医学分会复苏学组，成人体外心肺复苏专家共识组. 成人体外心肺复苏专家共识 [J]. 中华急诊医学杂志，2018，27（1）：22-29.

[12] PANCHAL ASHISH R, BARTOS JASON A, CABAÑAS JOSÉ G, et al. Part 3: Adult Basic and Advanced Life Support: 2020 American Heart Association Guidelines for Cardiopulmonary Resuscitation and Emergency Cardiovascular Care [J]. Circulation, 2020, 142: S366-S468.

[13] 急性酒精中毒诊治共识专家组. 急性酒精中毒诊治共识[J]. 中华急诊医学杂志, 2014, 23(2): 135-138.

[14] 中华医学会呼吸病学分会哮喘学组. 支气管哮喘防治指南(2020年版)[J]. 中华结核和呼吸杂志, 2020, 43(12): 1023-1048.

[15] 广东省医疗行业协会. 自发性气胸的处理: 广东胸外科行业共识(2016版)[J]. 中国胸心血管外科临床杂志, 2017, 24(1): 6-15.

[16] 中华医学会儿科学分会心血管学组, 中华医学会儿科学会心血管学组心肌炎协作组, 中华儿科杂志编辑委员会, 等. 儿童心肌炎诊断建议(2018年版)[J]. 中华儿科杂志, 2019, 57(2): 87-89.

[17] 中华医学会, 中华医学会杂志社, 中华医学会全科医学分会, 等. 胸痛基层诊疗指南(2019年)[J]. 中华全科医师杂志, 2019, 18(10): 919.

[18] 丁威威, 朱维铭. 创伤出血性休克治疗进展[J]. 中国实用外科杂志, 2018, 38(1): 87-89.

[19] 陈明敏. 外固定技术在四肢骨折急救中的应用效果观察[J]. 浙江创伤外科, 2015, 20(4): 737-738.

[20] 王红君, 徐晋, 张澍鸿, 等. 四肢脊柱骨折的院前急救分析[J]. 中外医疗, 2019, 38(26): 79-81.

[21] 中国医师协会急诊医师分会, 中国人民解放军急救医学专业委员会, 中国医师协会急诊医师分会急诊外科专业委员会. 止血带的急诊应用专家共识[J]. 中华急诊医学杂志, 2020, 21(6): 430-437.

[22] 朱床棠，李文军，朱磊，等.严重开放性肢体创伤早期救治专家共识[J].中华显微外科杂志，2023，46（1）：7-24.

[23] 中华心血管病杂志编辑委员会，中国生物医学工程学会心律分会，中国老年学和老年医学学会心血管病专业委员会，等.晕厥诊断与治疗中国专家共识（2018）[J].中华心血管病杂志，2019，47（2）：96-107.

[24] 中华医学会急诊分会，京津冀急诊急救联盟，北京医学会急诊分会，等.急性胰腺炎急诊诊断及治疗专家共识[J].中华急诊医学杂志，2021，30（2）：161-172.

[25]《高甘油三酯血症性急性胰腺炎诊治急诊专家共识》专家组.高甘油三酯血症性急性胰腺炎诊治急诊专家共识[J].中国全科医学，2021，24（30）：3781-3793.

[26] 中华医学会行为医学分会，中华医学行为医学分会认知应对演示学组.抑郁症治疗与管理的专家推荐意见（2022年）[J].中华行为医学与脑科学杂志，2023，32（3）：193-202.

[27] 中华医学会，中华医学会杂志社，中华医学会全科医学分会，等.广泛性焦虑障碍基层诊疗指南（2021年）[J].中华全科医师杂志，2021，20（12）：1232-1241.

[28] 阎静.中学生网络成瘾的心理原因及应对策略[J].中小学心理健康教育，2020（35）：63-65.

[29] ASAKURA S, YOSHINAGA N, YAMADA H, et al. Japanese Society of Anxiety and Related Disorders/Japanese Society of Neuropsychopharmacology：Clinical practice guideline for social anxiety disorder（2021）[J]. Neuropsychopharmacol Rep, 2023, 43（3）：288-309.

[30] 陈作红.湖南毒蘑菇识别与中毒防治手册[M].长沙：湖南师范大学出版社，2022.

[31] 中国医师协会急诊医师分会，中国急诊专科医联体，中国医师协会急救复苏和灾难医学专业委员会，等. 中国蘑菇中毒诊治临床专家共识[J]. 临床急诊杂志，2019，20（8）：583-598.

[32] 中国医师协会急诊医师分会，中国毒理学会中毒与救治专业委员会. 急性中毒诊断与治疗中国专家共识[J]. 中国急救医学，2016，36（11）：961-974.

[33] 中国医师协会急诊医师分会，中国人民解放军急救医学专业委员会，北京急诊医学学会. 中国犬咬伤治疗急诊专家共识（2019）[J]. 解放军医学杂志，2019，44（8）：636-642.

[34] 中国毒理学会中毒及救治专业委员会，中华医学会湖北省急诊医学分会，湖北省中毒与职业病联盟. 胡蜂螫伤规范化诊治中国专家共识[J]. 中华危重病急救医学，2018，30（9）：819-823.

[35] 中国蛇伤救治专家共识组. 2018年中国蛇伤救治专家共识[J]. 中国急救医学，2018，38（12）：1026-1034.

[36] 刘传银，姚继平. 毒品辨识与预防[M]. 成都：西南交通大学出版社，2022.

[37] 全军热射病防治专家组，全军重症医学专业委员会. 中国热射病诊断与治疗专家共识[J]. 解放军医学杂志，2019，44（3）：181-196.

[38] 中华医学会，中华医学会杂志社，中华医学会全科医学分会，等. 胸痛基层诊疗指南（实践版. 2019）[J]. 中华全科医师杂志，2019，18（10）：920-924.

[39] 孙兴维. 野外驻训，被蛇咬伤怎么办[N]. 解放军报，2023-07-02（007）.

图书在版编目（ＣＩＰ）数据

青少年急救常识 / 宋桂林，陈芳主编. -- 长沙 ：
湖南科学技术出版社，2024.7
ISBN 978-7-5710-2783-4

Ⅰ．①青… Ⅱ．①宋… ②陈… Ⅲ．①急救－
青少年读物 Ⅳ．①R459.7-49

中国国家版本馆 CIP 数据核字(2024)第 051963 号

青少年急救常识

主　　编：宋桂林　陈　芳
出 版 人：潘晓山
责任编辑：王　李
出版发行：湖南科学技术出版社
社　　址：长沙市芙蓉中路一段 416 号泊富国际金融中心
网　　址：http://www.hnstp.com
湖南科学技术出版社天猫旗舰店网址：
　　　　　http://hnkjcbs.tmall.com
邮购联系：本社直销科 0731-84375808
印　　刷：长沙沐阳印刷有限公司
　　　　　（印装质量问题请直接与本厂联系）
厂　　址：长沙市开福区陡岭支路 40 号
邮　　编：410003
版　　次：2024 年 7 月第 1 版
印　　次：2024 年 7 月第 1 次印刷
开　　本：880mm×1230mm　1/32
印　　张：4.5
字　　数：109 千字
书　　号：ISBN 978-7-5710-2783-4
定　　价：49.00 元